Pegasus
Bibliothek

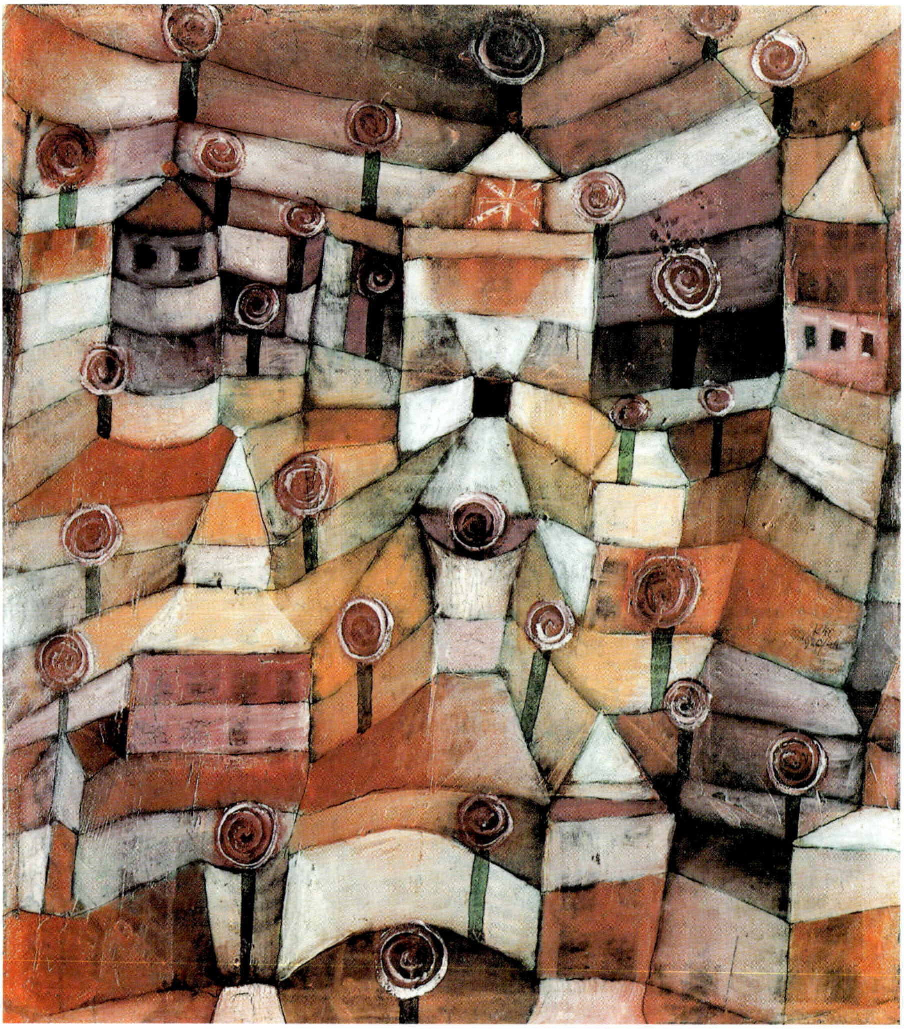

Hajo Düchting

Paul Klee

Malerei und Musik

Prestel
München · New York

Auf dem Einband, Vorderseite und Rücken:
Der bayerische Don Giovanni, Detail (vgl. Abb. S. 51)
Frontispiz: *Rosengarten* (vgl. Abb. S. 32)

Die Deutsche Bibliothek – CIP-Einheitsaufnahme:

DÜCHTING, HAJO:
Paul Klee: Malerei und Musik/Hajo Düchting. –
München; New York: Prestel, 1997
(Pegasus-Bibliothek)
ISBN 3-7913-1853-5

Prestel-Verlag, Mandlstraße 26, 80802 München
Telefon 089/3817090, Telefax 089/38170935

Lektorat: Eckhard Hollmann
Gestaltung: Cilly Klotz
Einbandgestaltung: F. Lüdtke, A. Graschberger, A. Ehmke, München
Lithographie: Repro Ludwig, Zell am See
Druck und Bindung: Passavia Druckerei GmbH, Hutthurm

Printed in Germany
ISBN 3-7913-1853-5

Inhalt

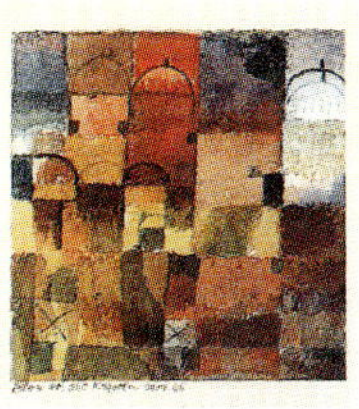

»Musik als Mentor und Metapher«
Paul Klee und die Musik

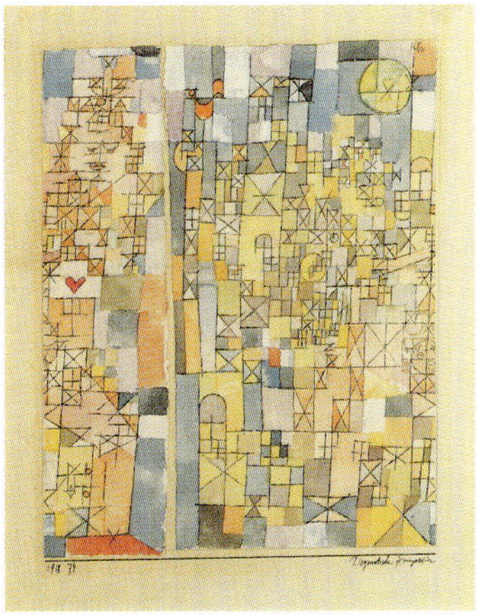

Kaum ein anderer Maler und Graphiker des 20. Jahrhunderts hat sich so intensiv mit der Musik befaßt und so explizit in seinen Werken und Schriften auf die Musik bezogen wie Paul Klee.

Das mag zum einen daher rühren, daß Klee von frühester Kindheit an mit Musik in Berührung kam. Klees Vater war Musiklehrer am Staatlichen Lehrerseminar Hofwil bei Bern, seine Mutter ausgebildete Sängerin.

In seinen Tagebüchern finden sich zudem zahlreiche Eintragungen zur Musik, Berichte über Konzerte und Vergleiche zwischen Malerei und Musik. Bereits als Gymnasiast konnte Klee dank seines hervorragenden Violinspiels als außerordentliches Mitglied in den Konzerten der Bernischen Musikgesellschaft mitwirken. Das Musizieren im Kreis von Freunden und zusammen mit seiner Frau Lily Stumpf – die als Klavierlehrerin Klees schwierige Anfangszeit in München finanzieren half – sowie bei gelegentlichen Auftritten in öffentlichen Konzerten gehörte zu Klees zeitlebens eingeplanten und manchmal auch der Malerei vorgezogenen Beschäftigungen.[1]

Denn Trost und Zukunft versprach zunächst die Musik, auch wenn Klee ihre Blütezeit schon längst überholt glaubte. Die Musik des 18. Jahrhunderts jedoch, vor allem Mozart und Bach, bedeuteten für ihn die höchste Erfüllung, nicht nur in der Musikgeschichte sondern in der Kunstentwicklung überhaupt: »... Der Urlaub hatte die gute Nachwirkung, daß ich voll Kunst bin. Die Erkenntnis ist durch das mehrmalige Bachspiel wieder vertieft. Noch nie habe ich Bach mit solcher Intensität erlebt, noch nie so sehr eins mit ihm gefühlt. Welche Konzentration, welche einsame, letzte Bereicherung!«[2]

Als »letzte Höhe der Kunst« bewunderte Klee Mozart, dessen Werke er selbst am liebsten hörte und spielte. Klees Mozartverständnis war ein anderes als heute üblich. Mozart war für Klee von fast übermenschlicher Größe, da seine Musik von der Verschmelzung des Himmlischen mit dem Irdischen (bzw. Höllischen) künde, also einem Ideal der Vermittlung entsprach, das Klee selbst als künstlerisches Ziel vorschwebte.[3]

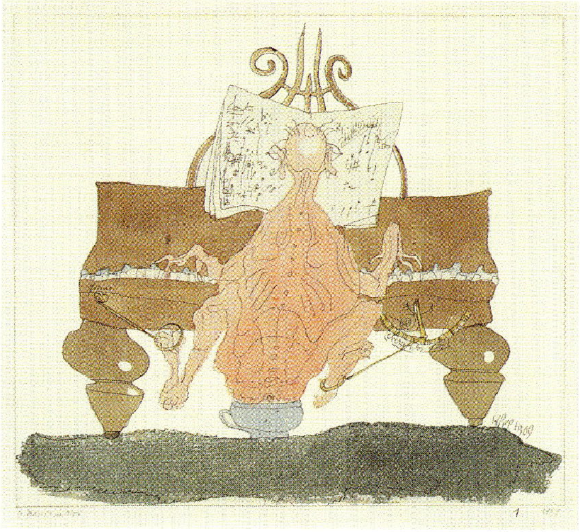

Der Pianist in Not, 1909/1 (A), Feder und Aquarell auf Ingrespapier, 16,7 × 18 cm, Privatbesitz (Schweiz)

In der Musik der zweiten Hälfte des 19. Jahrhunderts – Bruckner, Wagner, Mahler und speziell Strauss – sah Klee eher einen unschöpferischen Abstieg. Gegen die zeitgenössische moderne Musik blieb er ebenfalls zurückhaltend, obwohl er mit einem ihrer Hauptvertreter, Paul Hindemith, in Kontakt stand und die gesamte Entwicklung aufmerksam verfolgte. Moderne Musik erschien Klee jedoch zu ›verkopft‹ und pädagogisch-gezwungen, um als Leitmotiv dienen zu können, wie es für Kandinsky im Fall von Schönbergs Zwölftonmusik der Fall war.

Ein Beispiel für Klees satirisch-kritische Einstellung gegenüber der modernen Musik ist die Zeichnung *Der Pianist in Not* (Abb. oben).

Der wild komponierende Musiker scheint entfesselt und ist doch an Metrum und Takt gebunden, dabei ›durchschaubar‹ bis auf die Knochen (in seiner Innovationssucht) und ›bedürftig‹ in einem ganz elementaren Sinne. Der satirische Biß offenbart aber auch die seelische Notlage des Künstlers, der in dieser

Zeit vom Klavierunterricht seiner Frau lebte und künstlerisch nicht vorankam. Um aber die Malerei zu erneuern, brauchte es mehr als eine satirische Feder, sei sie auch noch so spitz. Klees Tagebuchnotizen schildern diesen Kampf gegen die ›Gemäldefestung‹ sehr anschaulich, neben den technischen Problemen geht es vor allem um den neu zu formulierenden Inhalt. Denn Klee wollte sich auf keinen Fall in die Reihen der akademischen Salonmaler eingliedern, die er bei Knirr und Stuck zur Genüge kennengelernt hatte.

So war für Klee die Musik immer die höchste Instanz und keineswegs nur musische Unterhaltung. Von dieser Warte aus fällte der Künstler schließlich die Entscheidung für die Malerei und gegen die Musik als Profession, die er doch nur reproduktiv aber nie mehr so schöpferisch wie in ihrer Glanzzeit hätte ausfüllen können. Anfangs fühlte er sich zwischen den beiden Polen seines Lebens hin- und hergerissen, denn die Entscheidung war wohl nur schweren Herzens gefallen.[4]

Inmitten dieser Unsicherheit half dann oft nur der satirische Zeichenstift, den Klee in seiner Münchner Anfangszeit noch in den Dienst der Illustration stellte. Recht bald gelangte er jedoch zu eigenständigen Lösungen, wie der Radierfolge der *Inventionen* (1903 bis 1905) und den Illustrationen zu Voltaires ›Candide‹ (1911; 1920 veröffentlicht), in denen der nervös-impressionistische Zeichenstil Figuren und Handlung in einen fließenden Rhythmus verwandelt.[5]

Während dieser frühen Jahre machte sich Klee immer wieder Notizen über die Beziehung von Malerei und Musik. Die wichtigste Erkenntnis betrifft den Zeitfaktor in beiden Künsten:

»Immer mehr drängen sich mir Parallelen zwischen Musik u. bildender Kunst auf. Doch will keine Analyse gelingen. Sicher sind beide Künste zeitlich, das liesse sich leicht nachweisen.«[6]

Und er erinnert sich an maltechnische Ausdrücke während seines Studiums bei Knirr, die das Zeitliche im Malprozeß betonen: der Vortrag eines Bildes, die Ausdrucksbewegung des Pinsels, die Genesis des Effektes. Die Musik spielte in dieser Hinsicht die Rolle eines Mentors; sie war zugleich Vorbild für zeitliche Vorgänge im Ablauf eines Musikstücks, sie diente aber auch als Metapher für eine neu zu schaffende Malerei, die eben dieses Zeitmoment mit den ihr eigenen Mitteln deutlich machen kann.

Was auf dem Gebiet der Musik schon in unnachahmlicher Höhe erreicht wurde, sei nun auch Aufgabe der Malerei:

»Was für ein anziehendes Schicksal, heute die Malerei zu beherrschen (wie ehedem f. den Musiker)«, schrieb Klee 1918 in seinem Tagebuch. Das Verlockende an der Malerei erblickte Klee in ihrer Entwicklungsmöglichkeit, da die Musik den Kulminationspunkt bereits überschritten habe. Die Arbeit an der Basis der Malerei, an einem neu zu findenden Fundament, auf dem sich die Malerei machtvoll erheben kann, erinnert an Goethes Forderung nach einem ›Generalbaß der Malerei‹, zu dem er für das Gebiet der Farbe in seiner Farbenlehre von 1810 einen wichtigen Beitrag geliefert hatte.

Noch ein Jahrzehnt später am Bauhaus glaubte sich Klee ganz am Anfang dieser Entwicklung: »Was für die Musik schon bis zum Ablauf des achtzehnten Jahrhunderts getan ist, bleibt auf dem bildnerischen Gebiet (einstweilen) wenigstens Beginn.«[7]

Bereits in Klees Frühzeit spielte die Musik also eine Hauptrolle in seinem Lebensplan und künstlerischem Streben.

Wie er die Fülle der in der Musik gewonnenen Einsichten jedoch auf die Malerei übertragen konnte, war ihm damals noch kaum klar. Klee hütete sich aber vor unzulässigen Verallgemeinerungen und den schnell

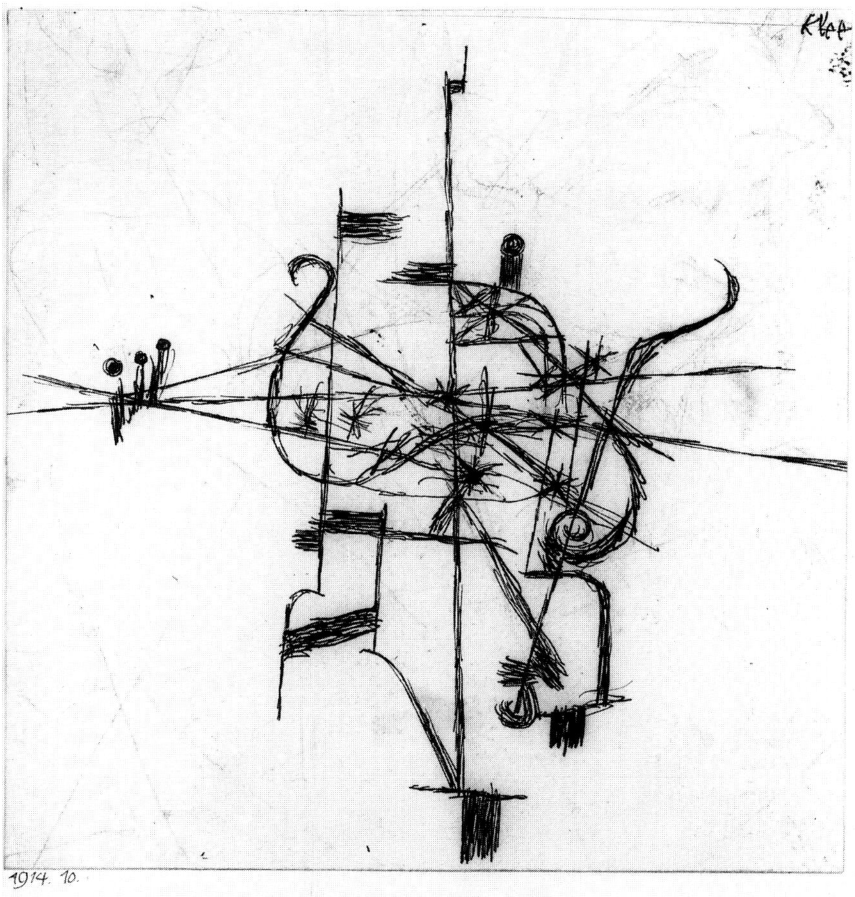

Instrument für die neue Musik, 1914/10,
Feder mit Tusche auf Beilpapier auf Karton, 17 × 17 cm, Privatbesitz (Schweiz)

herbeigeredeten Analogien zwischen Malerei und Musik, vor denen schon Goethe in seiner Farbenlehre gewarnt hatte.[8]

Die Vermischung der Künste in einem gigantomanen ›Gesamtkunstwerk‹, wie es Wagner als Bühnenfestspiel vorschwebte, auch die wechselseitige Beschwörung durch synästhetische Erlebnisse – eine Quelle für Kandinskys Hinwendung zu diesem Thema – blieben Klee jedoch immer fremd.[9]

Unwillig vermerkte Klee auch die Kommentare zu seinen frühen Werken, die auf ein nebulös Musikalisches hinauswollten, ohne auf seine eigentlichen Formfindungen einzugehen. Markantes Beispiel dafür ist eine frühe Rezension des Klee-Verehrers Theodor Däubler von 1915:

»Paul Klee ist ein sehr bedeutender Musiker; auch in seiner Malerei tritt das ganz deutlich zutage. Alle Zeichnungen zeigen seelische Gebilde, die – durch Musik hervorgelockt – zu innersten Verstiegenheiten verführt werden. Das Wesenhafte, das seine Kunst schöpft, wird gleich zu Tatsachen, die durch feinstes nervisches Empfinden entstehen, die aber auch ohne Cellotöne undenkbar wären... Jede Ecke ist ausgefüllt: Als Musikwellen verstrahlen sich seine Einfälle aus Farbe und deren fühlsamst abgetasteten Farbenumrissenheiten.«[10]

Klee reagierte darauf mit Sarkasmus, fühlte er sich doch nicht nur unverstanden, sondern auch auf ein Feld geführt, das ihm heilig war und dessen Vermischung mit der schwer erkämpften Kunst er grundsätzlich ablehnte: »Der Aufsatz Däublers ist kurz, er versucht, auf meiner Musikalität aufzubauen und verbreitet meinen internationalen Ruhm als Violinvirtuos. Engagements mit ersten Konzertinstituten werden die nächste Folge sein.«[11]

Auch Klees erste Biographen versuchten auf ähnlich unpräzise Weise, seine Kunst durch allgemeine Vergleiche mit der Musik zu erklären: Leopold Zahn meinte, durch Klees verabsolutierte Farben an Musik erinnert zu werden.[12] Wilhelm Hausenstein scherte gleich alles über einen Kamm:

»Musik wird Hilfe der Malerei, Zeichnung Stütze der Musik. Malerei und Musik werden Teile einer Eschatologie; unbekümmert um das Mögliche suchen sie das Letzte.«[13]

Paul Klee war keineswegs der einzige Künstler, dessen Werke auf eine sehr vage Weise als ›musikalisch‹ bezeichnet wurden.

Der Vergleich Musik-Malerei hat eine lange Geschichte, die bis in die Antike zurückreicht und eng mit dem Vergleich von Tonarten und Farbstufen zusammenhängt.[14]

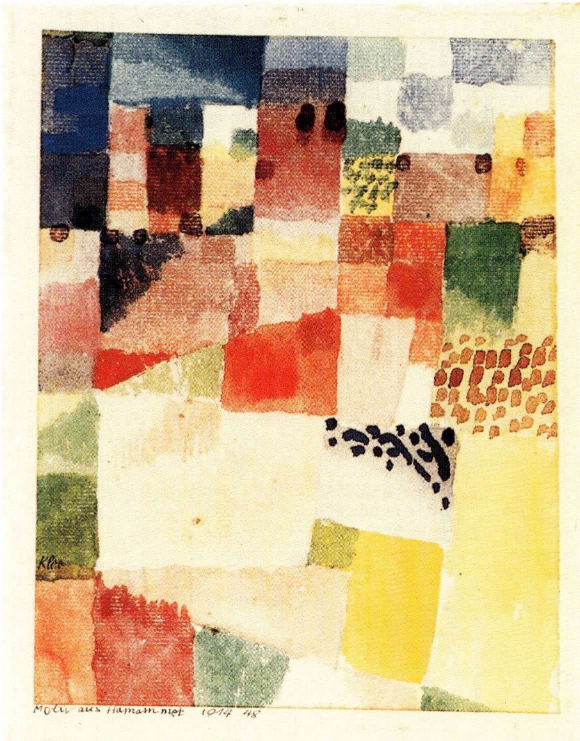

Motiv aus Hammamet, 1914/48, Aquarell auf Ingrespapier, 20,2 × 15,7 cm, Kunstmuseum Basel, Kupferstichkabinett, Legat R. Doetsch-Benziger

Besonderen Aufschwung erhielt diese Analogiebildung jedoch seit der Romantik, die in der Musik das für die Malerei noch zu erreichende Ideal geistig-jenseitiger Reinheit ausgebildet sah. Auf der Suche nach dem gemeinsamen Urgrund der Künste träumten Tieck und Wackenroder von einem nicht näher bestimmbaren ›Poetischen‹, das in der Malerei ähnlich wie in der damals beliebten Instrumentalmusik durch

Ablösung vom mimetischen Prinzip, durch freie Farben und Formen erzielt werden könnte.[15]

Es sollte aber noch fast ein Jahrhundert dauern, bis sich die Maler von der Naturnachahmung lösten und die bildnerischen Mittel von der Abbildverpflichtung zu befreien suchten. Zu Beginn des 20. Jahrhunderts war der Begriff der ›Musikalisierung der Malerei‹ fast schon Allgemeinplatz, mit dem man vor allem auf die vielen Ansätze abstrakter Malerei zielte.[16]

Dagegen suchte Paul Klee das eigentliche ›tertium comparationis‹ im innersten Wesen dieser ›Geschwister-Künste‹, nämlich im Rhythmus, der die zeitliche Bewegung sowohl in der Musik wie in der Kunst verdeutlichen kann. Die Bedeutung des Rhythmus für die Bildende Kunst wurde gerade in dieser Zeit in einer erstaunlichen Fülle von Studien erkannt, sowohl in der Ästhetik und Kunstwissenschaft wie auch in der Philosophie durch Bergson und Nietzsche.[17]

Klees Rhythmusbegriff entwickelte sich nicht nur im Kontakt mit diesen und verschiedenen anderen Quellen, darunter auch wahrnehmungspsychologischen Studien, sondern vor allem aus seinem besonderen Verständnis der Musik.[18] Das Besondere am musikalischen Ausdruck bestand für Klee sowohl in der klaren Durchgliederung als auch in der raffinierten Variation ihrer Themen, wie er sie vor allem in der polyphonen Fuge wahrnahm. »Die einfache Bewegung kommt uns banal vor. Das zeitliche Element ist zu eliminieren. Gestern und morgen als Gleichzeitiges. Die Polyphonie in der Musik kam diesem Bedürfnis einigermaßen entgegen. Ein Quintett wie in Don Giovanni steht uns näher als die epische Bewegung im Tristan. Mozart und Bach sind moderner als das Neunzehnte. Wenn in der Musik das Zeitliche durch eine zum Bewußtsein durchdringende Rückwärtsbewegung überwunden werden könnte, so wäre eine Nachblüte noch denkbar.«[19]

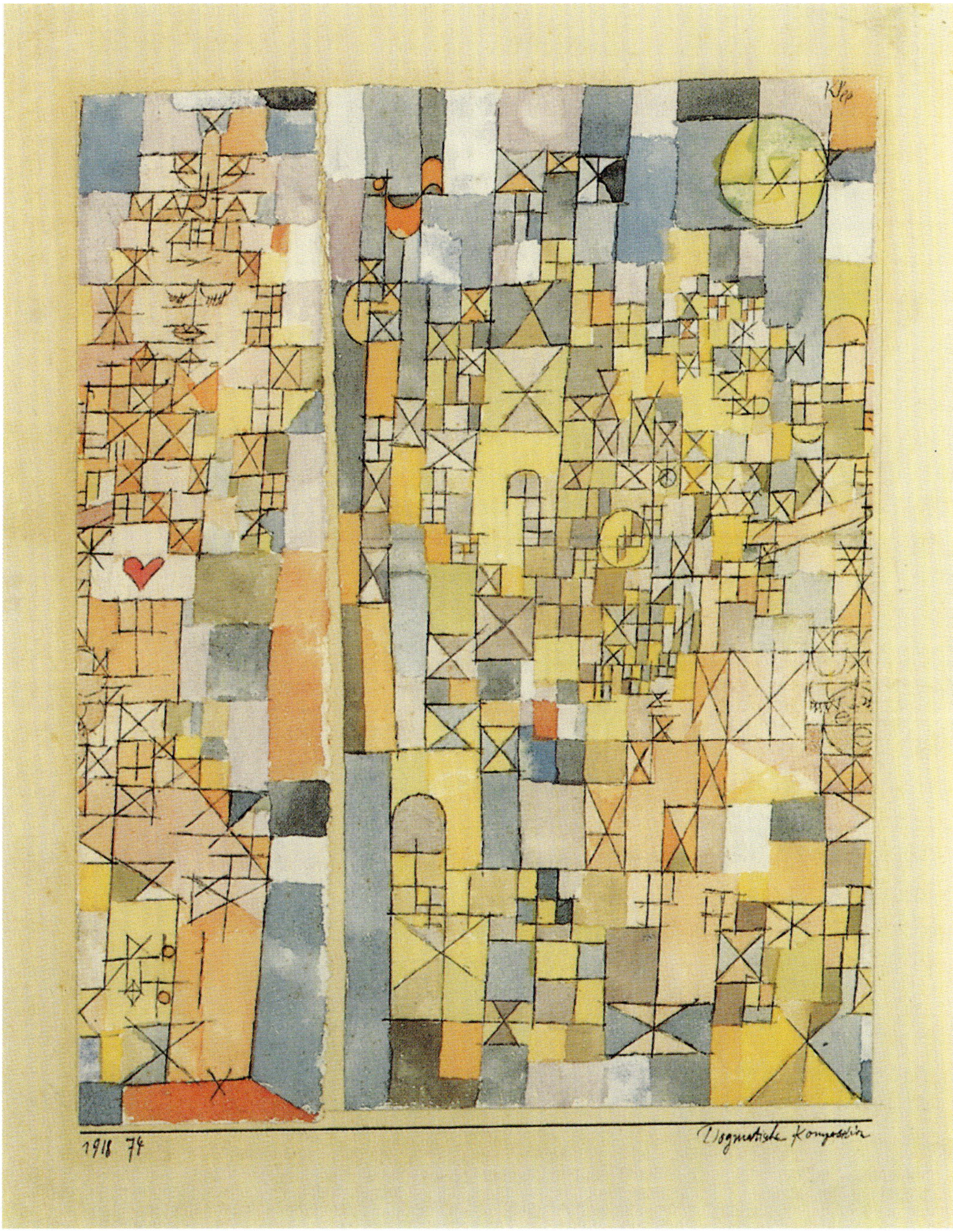

Dogmatische Komposition, 1918/74, Tusche und Aquarell auf Papier, 26,5 × 20,3 cm, Graphische Sammlung, Staatsgalerie Stuttgart

In der Graphik hatte Klee bereits früh die Fertigkeit erreicht, aus wenigen Grundelementen eine Komposition nach eigenen, immanenten Gesetzen aufzubauen, wie an der *Dogmatischen Komposition* zu sehen ist. (Abb. S. 15)

Die Verbindung zwischen den rhythmischen Graphismen und musikalischen Rhythmen fiel schon einem aufmerksamen Zeitgenossen, Lyonel Feininger, auf, der selbst musikalisch begabt war und solchen Verwandtschaften im Bild nachspürte:

»... Ganz famos! Prickelnd und aufreizend, von verblüffendem Ausdruck und Neuartigkeit der Form, wie ichs empfinde, steckt die Kraft drin, die manchmal in Kinderzeichnungen verborgen liegt. Und die Einen ganz trostlos machen kann, daß sie für uns Erwachsene nicht bewußt zu erreichen ist. Malt Klee? Da wäre ich neugierig! Daß er Geige spielt, scheint mir selbstverständlich. – Eine Welt der Töne aus vier Saiten hervorzuzaubern, ist gleich: eine Weltanschauung aus Federstrichen und Kreuzen und Dreiecken hervorzuzaubern!...«[20]

Die im Frühwerk erarbeiteten Grundlagen des künstlerischen Schaffens, das Umsetzen von Naturmotiven in freie rhythmische Liniengebilde und tonale Stufungen verdeutlichen das anvisierte Prinzip des Rhythmischen, das Klee aus seiner Kenntnis musikalischer Gesetze herausfilterte. Was noch fehlte, war die Einbeziehung der Farbe, wie auch die besondere Organisationsform, um Linien und Farben in ein freies, rhythmisches, jedoch deutlich strukturiertes Ganzes einzubinden.

»Die Farbe hat mich. Ich bin Maler.«
Klees Durchbruch zu Farbe und Abstraktion

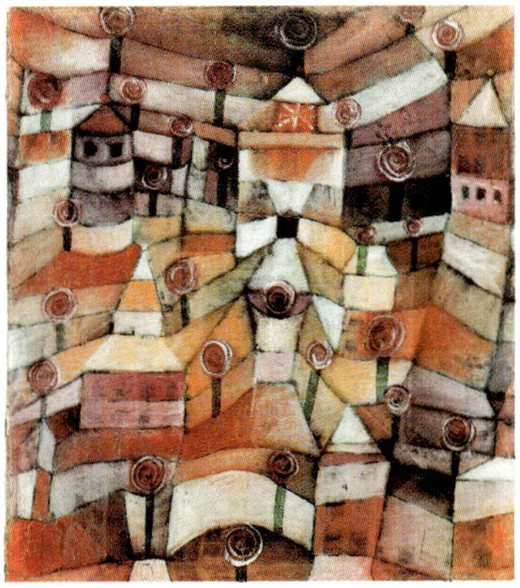

Als Klee sich mit seiner Frau 1906 in München niederließ, war er auf der Suche nach einem eigenständigen künstlerischen Weg. Neben den bildnerischen Aktivitäten zählten immer noch die musikalischen Soirées sowie die zahlreichen Konzertbesuche zu den Höhepunkten. Parallelen zwischen Malerei und Musik drängten sich Klee in dieser Zeit nicht gerade häufig auf, obwohl er sich über mögliche Analogien im klaren war:

»Ich kenne wohl die Äolsharfen – artige Weise, nach innen zu erklingen. Ich kenne wohl das Ethos, welches diese Sphäre eignet. Ich kenne ebensogut die pathetische Gegend der Musik und denke mir leicht dazu bildnerische Analoga aus.

Nur tun mir beide zur gegenwärtigen Zeit gar nicht Not. Im Gegenteil, ich sollte so einfach sein wie ein kleines Volkslied. Arglos-sinnlich sollte ich sein, offenen Auges. Das Ethos möge in der Ferne warten. Es eilt nicht. Das Pathos möge überwunden sein. Wozu drangvoll weg von einer freudigen Diesseitigkeit??«[1]

Neben dem Studium der Natur, dem er sich »bieneneifrig« hingab, erschien ihm jedoch die »Einstellung auf den Inhalt des Malkastens« wichtiger.

»Ich muß dereinst auf dem Farbklavier der nebeneinander stehenden Aquarellnäpfe frei phantasieren können.«[2]

In dieser programmatischen Aussage von 1910 schien das Problem einer neuen, autonomen Malerei auf. Interessant ist der Hinweis auf das »Farbklavier«, eine seit dem Barock (Bertrand Castel) wiederholt auftretende Kombination von Klavierklängen und Farbfolgen, deren Geschichte weit ins 20. Jahrhundert reicht und zur ›Farblichtmusik‹ (Alexander László) und den ersten Versuchen des abstrakten Films (Eggeling, Richter) führt.[3] Klee verwendete diesen Begriff eher als Metapher für das virtuose Beherrschen des Farbkastens.

Er setzte sich nämlich in dieser Zeit intensiv mit den bildnerischen Mitteln, auch mit der Farbe auseinander, um sich Gewißheit über die Ausdrucksmöglichkeiten des Materials zu verschaffen.

In den *Schwarzaquarellen* von 1908 bis 10 näherte sich Klee dem Problem der freien Farbe durch sorgfältige Helldunkel-Abstufungen, also über den tonalen Bereich:

»Außer der konstruktiven Bildgestaltung studierte ich die Tonalitäten der Natur durch Summieren von Lage auf Lage verdünnter schwarzer Aquarellfarbe. Jede Lage muß gut eintrocknen. Auf diese Weise entsteht eine mathematische Hell-Dunkel-Proportion…«[4] In einem weiteren Schritt versuchte Klee, die Helldunkelstufung mit der Farbe zu verbinden, wobei musikalische Prinzipien der Notation zu Hilfe genommen werden: »Übertragung des Schattenbildes, des Helldunkel-Zeitmeßverfahrens in die Farbigkeit, so daß (…) jeder Tonwertstufe je eine Farbe entspricht.

Also nicht die eine Farbe durch Weiß hellen oder durch Schwarz dunkeln, sondern immer nur eine Farbe für eine Stufe. Für die nächste Stufe die nächste Farbe. Ocker, Englischrot, Caput mortuum, dunkel Krapp u.s.w. (…).«[5]

Die Verbindung von Tonalität und Farbe gelingt Klee erst in den Farbstufungen der Bauhaus-Jahre.

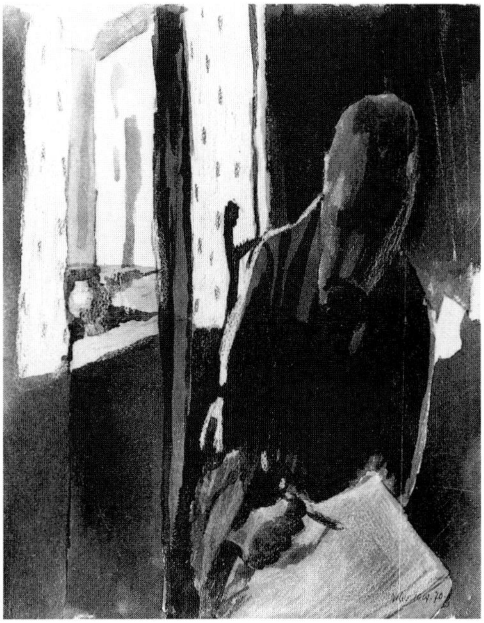

Der Zeichner am Fenster, 1909, Schwarzaquarell mit etwas Polycolorkreide auf Papier auf Karton, 30 × 23,5 cm, Privatsammlung (Schweiz)

Zunächst blieb die Umsetzung der Aquarell- in die Ölfarbtechnik ein noch zu lösendes Problem.[6]

Drei Ausstellungen vermittelten ihm wichtige Impulse: 1908 zwei Van-Gogh-Ausstellungen in den Münchner Galerien Zimmermann und Brakl; 1909 acht Werke von Cézanne in der ›Münchner Sezession‹. Während er van Goghs kräftige, leuchtende Farbigkeit kennenlernte, die sich auch mit der Zeichnung verbindet, offenbarten ihm die Bilder Cézannes einen ganz anderen Weg zur Farbe.

In den späten Werken Cézannes, beispielsweise in seinen *St. Victoire*-Bildern, fand nämlich die von Klee angestrebte Übertragung der im Aquarell erzielten Techniken auf das Ölbild statt; am Motiv gewonnene, aber im Bildgefüge erstellte freie Modulationen der Farbe zwischen Warm-Kalt und Hell-Dunkel, die den Gegenstand in einem farbigen Gewebe quasi aufscheinen lassen. Als ›Lehrmeister par excellence‹ konnte Cézanne für Klee die Befreiung der Farbe im Rückbezug auf die Natur sowie auch die dazu notwendigen Techniken im Aquarell wie in der Ölmalerei demonstrieren.

Der intensive Kontakt zu Kandinsky ab Oktober 1911 riß Klee aus seiner Isolation. In den von Kandinsky organisierten Ausstellungen der ›Neuen Künstlervereinigung München‹ und vor allem der Künstlergruppe ›Der Blaue Reiter‹ lernte er die avantgardistische Malerei kennen, die sich ebenfalls dem Problem der Abstraktion und ›Musikalisierung der Malerei‹ widmete.[7]

Für Wassily Kandinsky waren es synästhetische Erlebnisse beim Hören von ›Lohengrin‹ sowie eine gesteigerte Sensibilität für Farben, die ihn bewogen, eine gesicherte wissenschaftliche Laufbahn zugunsten der Malerei aufzugeben. Farben waren für ihn nicht tote Materie, sondern lebendige Kräfte, denen ›Klänge‹ innewohnen, die es in ihrer unmittelbaren Wirkung auf die Psyche zu befreien und möglichst rein darzustellen galt.

Zur Verdeutlichung dieser Idee verfaßte Kandinsky 1912 seine einflußreiche Programmschrift ›Über das Geistige in der Kunst‹, in der er eine ›Klangtheorie‹ der vom Gegenstand befreiten Farben und Formen vorstellt. Die bisherige Überlegenheit der Musik über die Malerei müsse nun endlich dazu führen, nach denselben Mitteln zu suchen, nach »Rhythmus, mathematisch-abstrakter Konstruktion, Wiederholung des farbigen Tons, Farbe in Bewegung«. So wie er in Schönbergs abstrakter Zwölftonmusik das Vorbild einer von allen irdischen Mängeln gereinigten Kunst sah, arbeitete Kandinsky an abstrakten Bildkompositionen, die auch durch schrille Dissonanzen die zum tieferen Erlebnis notwendigen seelischen Vibrationen hervorrufen sollten *(Impression III (Konzert)*, 1911; Abb. S. 21).

»Das Malen ist ein donnernder Zusammenstoß verschiedner Welten, die in und aus dem Kampfe miteinander die neue Welt zu schaffen bestimmt sind, die das Werk heißt. Jedes Werk entsteht technisch so, wie der Kosmos entstand – durch Katastrophen, die aus dem chaotischen Gebrüll der Instrumente eine Symphonie bilden, die Sphärenmusik heißt. Werkschöpfung ist Weltschöpfung.«[8]

Gerade in München war der Boden für die abstrakte Malerei theoretisch gut vorbereitet. Theodor Lipps hielt um 1900 seine von Künstlern vielbeachteten Vorlesungen über die psychische Wirkung organisierter abstrakter Linien. Hermann Obrist und August Endell arbeiteten in München bereits an abstrakten Reliefs und Adolf Hoelzel, der selbst musizierte und Bach verehrte, begann anhand einer eigenen Farbenlehre Bilder mit abstrakten Farbformen zu malen, die über einem mathematisch-geometrischen Grundschema angelegt sind *(Fuge über ein Auferstehungsthema*, 1916).

Parallel dazu entstand in Wien zwischen Johannes Itten und Josef Matthias Hauer eine Arbeitsgemeinschaft zur Erforschung der Korrespondenz von Klang und Farbe. Während Itten an abstrakten Kompositionen arbeitete, die auf mathematischen Proportionen und rhythmischen Teilungen beruhten, beschäftigte sich Hauer intensiv mit der synästhetischen Übereinstimmung von Farben und Tönen in einem ›Klangfarbenkreis‹. Angeregt durch Ittens Bilder entwickelte Hauer auch zwölfteilige, mit Farben kombinierte Formgruppen als Ausgangsmaterial für abstrakte Bilder, die serielle Permutationen von Richard Paul Lohse vorwegzunehmen scheinen. Das Aufkommen von Bildserien am Anfang des Jahrhunderts zeigt im

Wassily Kandinsky, *Impression III (Konzert)*, 1911, Öl auf Leinwand, 77,5 × 100 cm, Städtische Galerie im Lenbachhaus, München

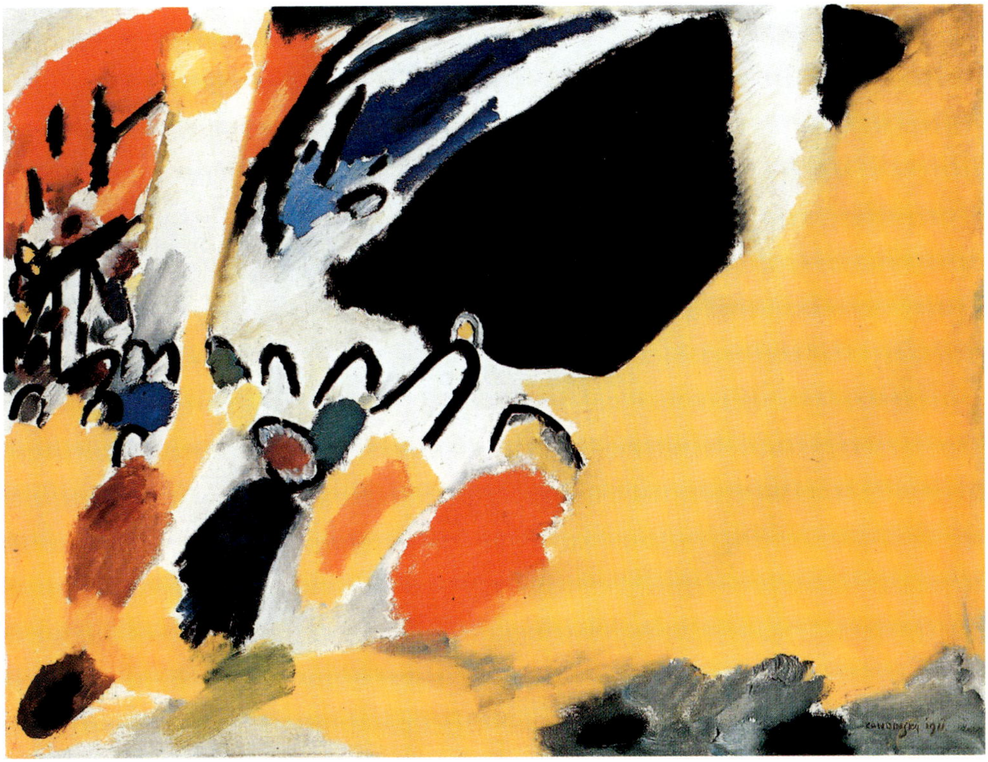

übrigen den Wunsch der Maler, zeitliche Bewegung und räumlichen Ausdruck zu verbinden.

Kandinskys Auffassung von einer Kunst-Synthese, die er zwischen Musik, Malerei, Tanz und Theater stiften wollte und in seiner Farb-Oper ›Der Gelbe Klang‹ vorzeichnete, wurde auch von anderen Mitgliedern der Künstlergruppe ›Der Blaue Reiter‹ unterstützt. In den Essays des Almanachs wird das ähnliche Streben der Künste Malerei, Literatur, Musik und Bühne hinsichtlich einer Reinigung der Mittel und dem Endziel einer spirituellen Kunst auf breiter Basis verfochten.

August Macke und Franz Marc diskutierten in einem intensiven Briefwechsel über eine Theorie der korrespondierenden Töne und Farben. Macke blieb jedoch immer einer idyllisch-verklärten Malerei treu, die bei hoher Stilisierung und brillanter Farbigkeit sehr diesseitige Dinge wie Sonntagsspaziergänge und Ausflüge in die Natur schildert.

Eine kleine Reihe abstrakter Bilder zeigt jedoch auch die Nähe zu der damals diskutierten ›musikalischen (abstrakten) Malerei‹, wie z.B. *Farbige Komposition (Hommage an J.S. Bach)* von 1912. Franz Marc malte indessen in einer wichtigen Phase seiner Entwicklung genuin abstrakte Kompositionen, deren farbrhythmische Wirkung mit seinen künstlerischen Zielen übereinstimmte. Von Kandinskys Streben nach einem Zusammenklang von Farbe und Ton ließ sich Marc jedoch nicht überzeugen. Das Hinüberziehen musikalisch-technischer Gesetze in die Malerei empfand er als vage und unnütz, denn für ihn bestand die eigentliche Aufgabe der Malerei in der visionären Darstellung einer durchgeistigten, transparenten Welt.[9]

Besonders aufschlußreich für Klees Entwicklung in dieser Zeit ist seine Besprechung der zweiten Ausstellung des ›Modernen Bundes‹ im Kunsthaus Zürich, in der er nach einer Kritik des Kubismus Robert

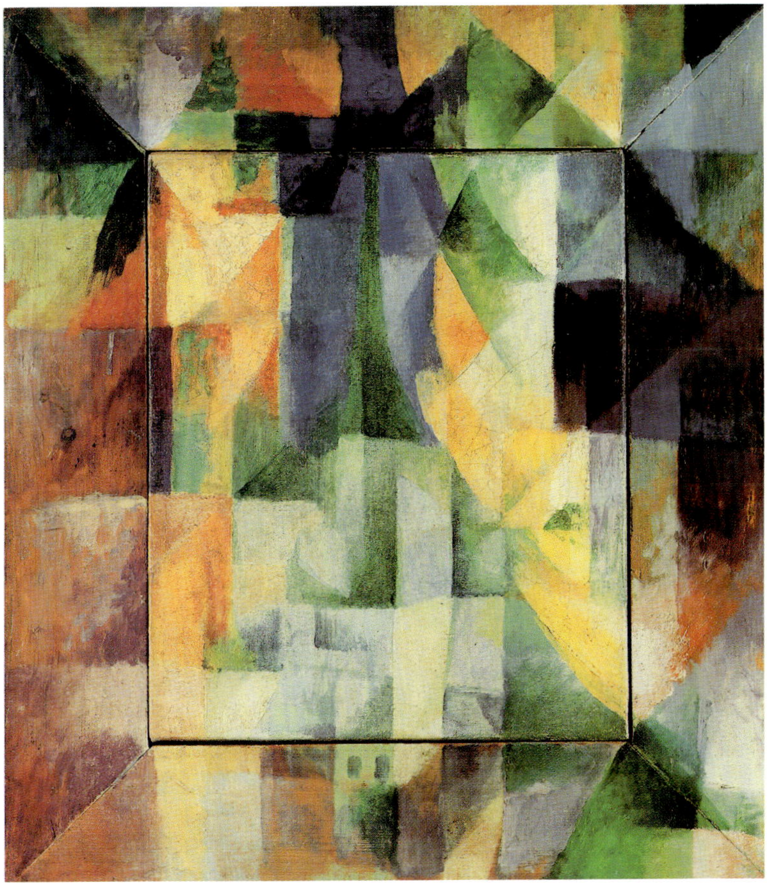

Robert Delaunay, *Simultanfenster auf die Stadt,* 1912, Öl auf Leinwand und Holz (bemalter Rahmen), 46 × 40 cm, Hamburger Kunsthalle, Hamburg

Delaunay hervorhob, der »den Typus eines selbständigen Bildes schuf, das ohne Motive aus der Natur ein ganz abstraktes Formendasein führt. Ein Gebilde von plastischem Leben, nota bene, von einem Teppich fast ebensoweit entfernt, wie eine Bachsche Fuge.«[10]

Klees Neubewertung des Kubismus als eine nicht immer glücklich verlaufende Dialektik von Zerstörung und Aufbau ist auf seine Reise nach Paris im April 1912 zurückzuführen, wo er Robert Delaunay begegnete, der bereits an seinen abstrakten Fensterbildern arbeitete (Abb. oben).[11]

Bei Delaunay erfaßt Klee die volle Bedeutung der selbständig geführten Farbe, die in einer festen Struktur auftritt und sich dennoch gegenstandsfrei, in reinen Klängen entfalten kann.

Vielleicht von noch größerer Bedeutung war jedoch die Theorie Delaunays, die Klee kongenial, frei und gestrafft übersetzte. Darin heißt es im letzten Abschnitt:

»Die Natur ist von einer in ihrer Vielfältigkeit nicht zu beengenden Rhythmik durchdrungen. Die

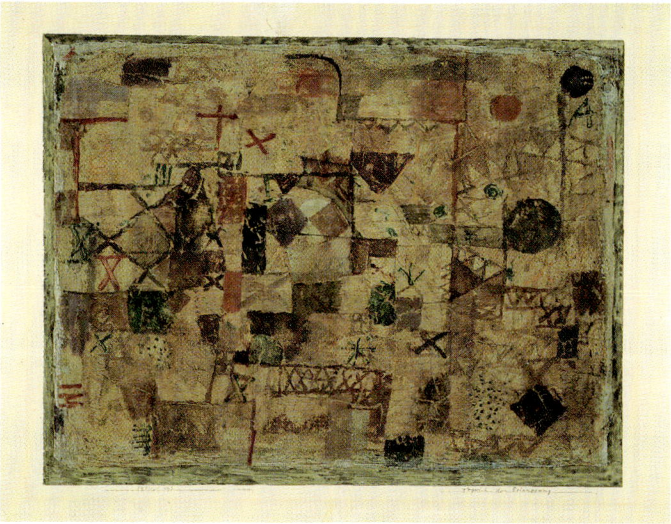

Teppich der Erinnerung, 1914/193, Öl auf kreidegrundiertem Leinen, 19 × 33 cm, Paul-Klee-Stiftung, Kunstmuseum Bern Inv. Nr. F 6

Kunst ahme ihr hierin nach, um sich zu gleicher Erhabenheit zu klären, sich zu Gesichten vielfachen Zusammenklangs zu erheben, eines Zusammenklangs von Farben, die sich teilen und in gleicher Aktion wieder zum Ganzen zusammenschließen. Diese synchronische Aktion ist als eigentlicher und einziger Vorwurf (sujet) der Malerei zu betrachten.«[12]

Hier begegneten Klee wieder Gedanken von Zeit, Bewegung und Rhythmus, die er selbst auf eine bisher

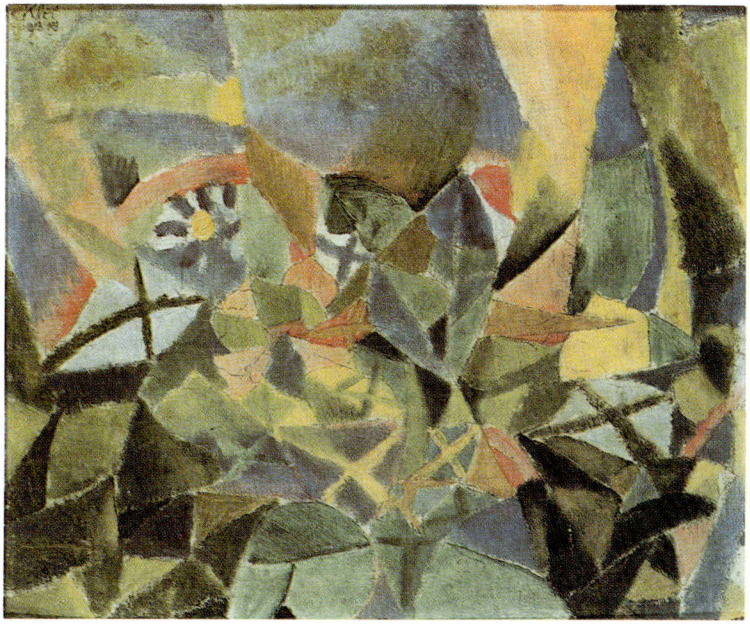

Blumenbeet,
1913/193(1),
Öl auf Karton,
28,2 × 33,7 cm,
The Solomon
R. Guggenheim
Museum, New York,
Inv. Nr. 48.1172 × 109

unfruchtbare Weise auf die Malerei projiziert hatte. Die Lösung vom Gegenstand, die Autonomie der Farbe und die Möglichkeit, Zeit und Bewegung in den farbigen Kontrasten auszudrücken, mußten Klee ungemein fesseln, zeigten sie doch die – wenn auch für ihn zu einseitige – Zielsetzung einer neuen Malerei aus der reinen Farbe. Auf dieses Gebiet der absoluten Farbe wollte Klee ihm (noch) nicht folgen. Denn wenn er auch das Delaunaysche Bildgerüst aus Farbkontrasten immer wieder als ›dividuelle‹ (teilbare) Struktur aufgriff, so blieb doch der Natur- bzw. Realitätsbezug selbst bei ganz abstrakt wirkenden Bilder wie *Teppich der Erinnerung* (Abb. S. 24) immer noch wichtigste Voraussetzung für die Abstrahierung und Neuschöpfung im Bild. Erst durch die Individualisierung des Farbmusters mittels eines zeichenhaften Graphismus entstand für Klee die Synthese aus autonomer Bildarchitektur und Gegenstandsverweis.[13]

Die ersten deutlich erkennbaren Einflüsse von Delaunay sind noch vor der Tunisreise zu verzeichnen, so z.B. in *Blumenbeet* (Abb. S. 25). In dem dichten Gefüge abstrakter Formen und Zeichen wird der pflanzliche Bezug lediglich durch die Farbgebung deutlich, während die Facettenstruktur auf Delaunay verweist. In dem Aquarell *Im Steinbruch* (1913/135) wandelte Klee zum ersten Mal das Naturvorbild in Farbflächen um und erzeugte Tiefe allein durch Farbe. Noch reiner kommt der Farbenklang in den Anfang 1914 entstandenen Aquarellen zum Tragen, so in *Stadt mit den drei Kuppeln* (1914/2): Auf dem farbig grundierten Blatt sind dunkelblaue, orange und gelbe Flächen lasierend aufgetragen und schließen sich zu einer leuchtend-farbigen Architektur zusammen. Die quasi-kubistische Flächengliederung hatte Klee im gleichen Jahr in seinen Zeichnungen und Radierungen erprobt, wie z. B. in *Dogmatische Komposition* (Abb. S. 15), in der er aus wenigen, kombinierten Zeichenkürzeln eine erfindungsreiche Konstruktion aufbaute.[14]

So vorbereitet, konnte Klee schließlich das Erlebnis von Farbe und Licht auf der Tunisreise in ein neues, ›poetisch verklärtes‹, persönliches Bekenntnis zur reinen Farbe umsetzen.

»Die Farbe hat mich. Ich brauche nicht mehr nach ihr zu haschen. Sie hat mich für immer, ich weiß das. Das ist der glücklichen Stunde Sinn: ich und die Farbe sind eins. Ich bin Maler.«[15]

In der »etappenweisen Abstrahierung der optischen Wirklichkeitserfahrung« (Laxner) baute Klee seine Aquarelle nach dem Vorbild Delaunays aus transparenten, z.T. übereinander gelagerten Farbflächen auf und kam so zu völlig eigenständigen Kompositionen (*Motiv aus Hammamet,* Abb. S. 13).

Blieb in den Tunisaquarellen der landschaftliche Bezug noch immer gewahrt, so experimentierte Klee vor allem in den Bildern nach der Tunisreise mit abstrakteren Bildmodellen. In dem kleinen Ölbild *Über ein Motiv aus Hammamet* (Abb. links) verwendete Klee die Ölfarbe lasierend wie in den Aquarellen, eine Technik, die in der Lichthaltigkeit der Farbe auf Delaunay wie auf den gemeinsamen Vorläufer Cézanne *Fensterbildern* fließend und bilden so ›Passagen‹ zwischen einzelnen Formbereichen, ein Bildmittel, das der Kubismus sich von Cézanne entlehnt hatte. Aber auch in diesem so abstrakt wirkenden Bild tauchen vereinzelt Gegenstandszeichen auf, die auf das Erlebnis der tunesischen Landschaft zurückverweisen. Anschließende Aquarelle, wie etwa *Im Stil von Kairouan,* verarbeiten die neue Bildsprache konsequent weiter zu abstrakten Werken aus senkrecht gesetzten, farbigen Streifen und Kreisen, die auf die Kenntnis von Delaunays *Formes circulaires* (im Ersten deutschen Herbstsalon, Berlin 1913) zurückzuführen sind.

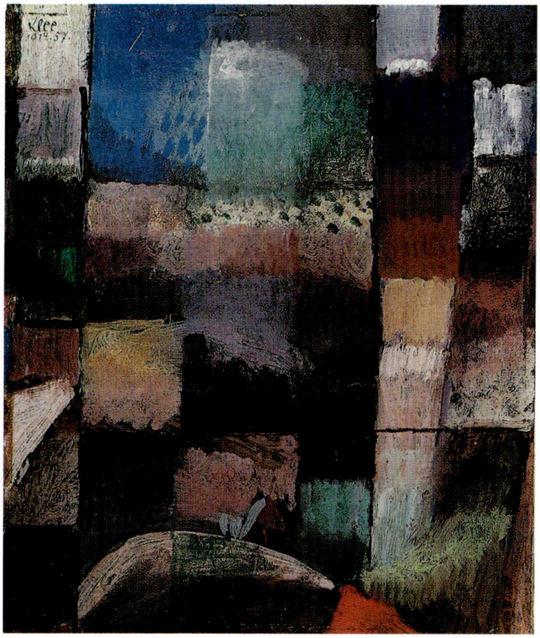

Über ein Motiv aus Hammamet, 1914/57, Öl auf Karton, 27 × 22,5 cm, Öffentliche Kunstsammlung Basel, R. Doetsch-Benziger

Neben der Autonomie der Mittel ist das Vorbild Delaunay auch für den wiederaufgenommenen Paragone Malerei-Musik fruchtbar.

Delaunay selbst hat sich mit dem Vergleich von Farben und Tönen zurückgehalten, auch wenn er in seinen Schriften hier und da darauf anspielt.[16] Für ihn war der wichtigste, aufregende Gedanke die Abstraktion aus und mit der Farbe, die reine Malerei.

Im Zusammenhang mit Delaunays Bildern erwähnte Klee jedoch einige Male die musikalische Fugentechnik bzw. die Polyphonie:

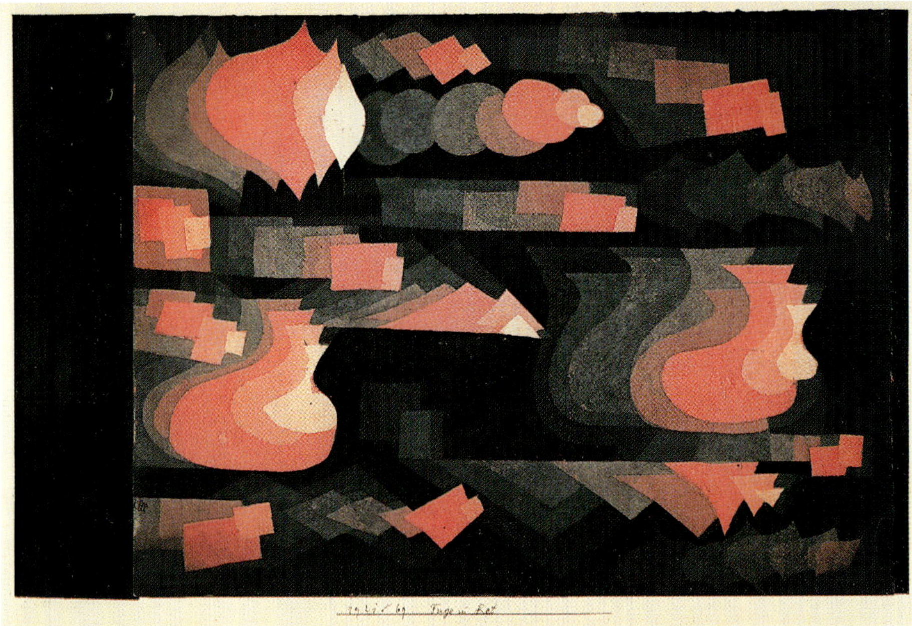

Fuge in Rot, 1921/69, Aquarell auf Papier, 24,3 × 37,2 cm, Privatbesitz (Schweiz)

»Die polyphone Malerei ist der Musik dadurch überlegen, als das Zeitliche hier mehr ein Räumliches ist. Der Begriff der Gleichzeitigkeit tritt hier noch reicher hervor. (…) Den Accent in der Kunst nach dem Beispiel einer Fuge im Bild auf das Zeitliche zu verlegen, versuchte Delaunay durch die Wahl eines unübersehbar langen Formates.«[17]

Klee wählte zur Veranschaulichung zeitlicher Vorgänge im Bild einen anderen Weg. Sein Aquarell *Fuge in Rot* (Abb. oben) zeigt schwebende Farb- und Formprogressionen teils gegenständlicher, teils abstrakter Herkunft (Blatt, Vase, Rhombus, Rechteck, Dreieck, Kreis), von Dunkel nach Hell sich vielfältig überlagernd. Das zeitliche Moment wird hier durch das Heranwachsen der Formen aus dem dunklen Grund bis in hellste Lichthaltigkeit anschaulich vorgeführt.[18]

Ähnliche Fugenbilder malte Klee gerade am Anfang seiner Bauhaus-Zeit, als er sich vertieft mit bildnerischen Problemen beschäftigte und dafür auch das Beispiel der Musik heranzog.

Ein anderes Aquarell *Im Bachschen Stil* (Abb. unten) zeigt die Übernahme musikalischer Partiturskizzen, die Klee als freie Liniengerüste einsetzt, um darauf Zeichen für Gestirne, Pflanzen und Gebäude zu reihen. Fermaten, wie hier links oben, erhalten in Klees Zeichnungen oft eine physiognomische Bedeutung (als Auge) und verraten die leichte Wandelbarkeit musikalischer Zeichen in phantasievolle Hieroglyphen (*Zeichnung mit der Fermate,* Abb. S. 30).[19]

Im Bachschen Stil, 1919/196, Aquarell, Ölfarbenzeichnung auf kreidegrundierter Leinwand, 17,3 × 28,5 cm, Privatbesitz

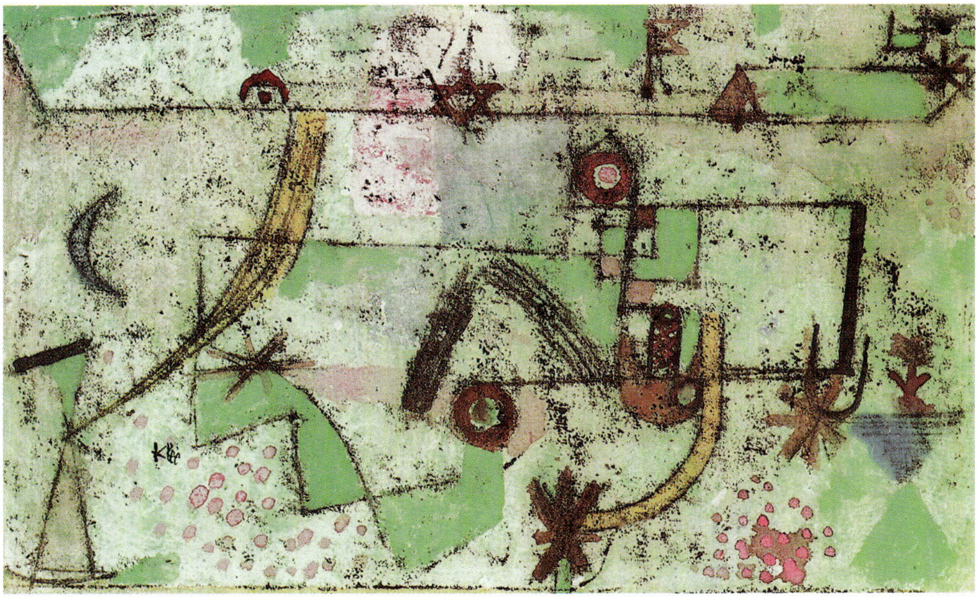

Einst dem Grau der Nacht enttaucht (Abb. S. 31) zeigt nicht nur die Anwendung der von Delaunay übernommenen Flächengliederung, sondern auch, wie eigenständig Klee mit dem Vorbild umgeht und es durch die Einfügung von Buchstaben eines (eigenen) Gedichtes poetisch überhöht.

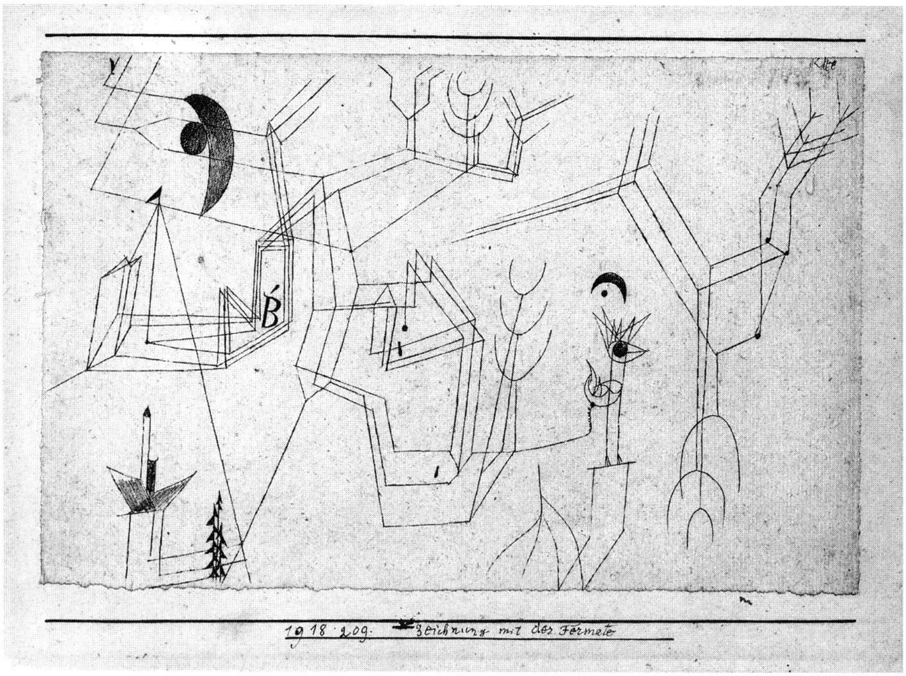

Zeichnung mit der Fermate, 1918/209, Tusche auf Papier, 15,9 × 24,4 cm, Paul-Klee-Stiftung, Kunstmuseum Bern, Inv. Nr. Z 400

Rosengarten (Abb. S. 32) verdeutlicht die Vielschichtigkeit des Zeichenfundus, in den nun auch zunehmend die Musik als Symbolsprache einbezogen wird. Die in einem Liniennetz eingeschlossenen Rosenköpfe sind unter der Vielzahl von Herkunftsmöglichkeiten nicht nur als verwandelte Notenköpfe zu sehen, sondern auch als ein Spiel auf mehreren Bedeutungsebenen zwischen Landschaft und Architektur, die Klee dem eindimensionalen Kolorit Delaunays vorzieht.

Einst dem Grau der Nacht enttaucht, 1918/17, Bleistift, Tuschfeder und Aquarell auf Papier, zweiteilig, auf Karton aufgezogen, 22,5 × 15,8 cm, Paul-Klee-Stiftung, Kunstmuseum Bern, Inv. Nr. F 13

Noch im Jahr 1914 malte Klee (nach der Tunisreise) eine *Hommage à Picasso,* in der er dem berühmten Maler die Konsequenzen vor Augen hält, die Delaunay aus dem Kubismus zog. In dem rhythmischen Aufbau aus Farbflächen ist auch Klees *Hommage* »ein plastisches Gebilde, von einem Teppich ebensoweit entfernt wie eine Bachsche Fuge«, eine Bildkomposition rein

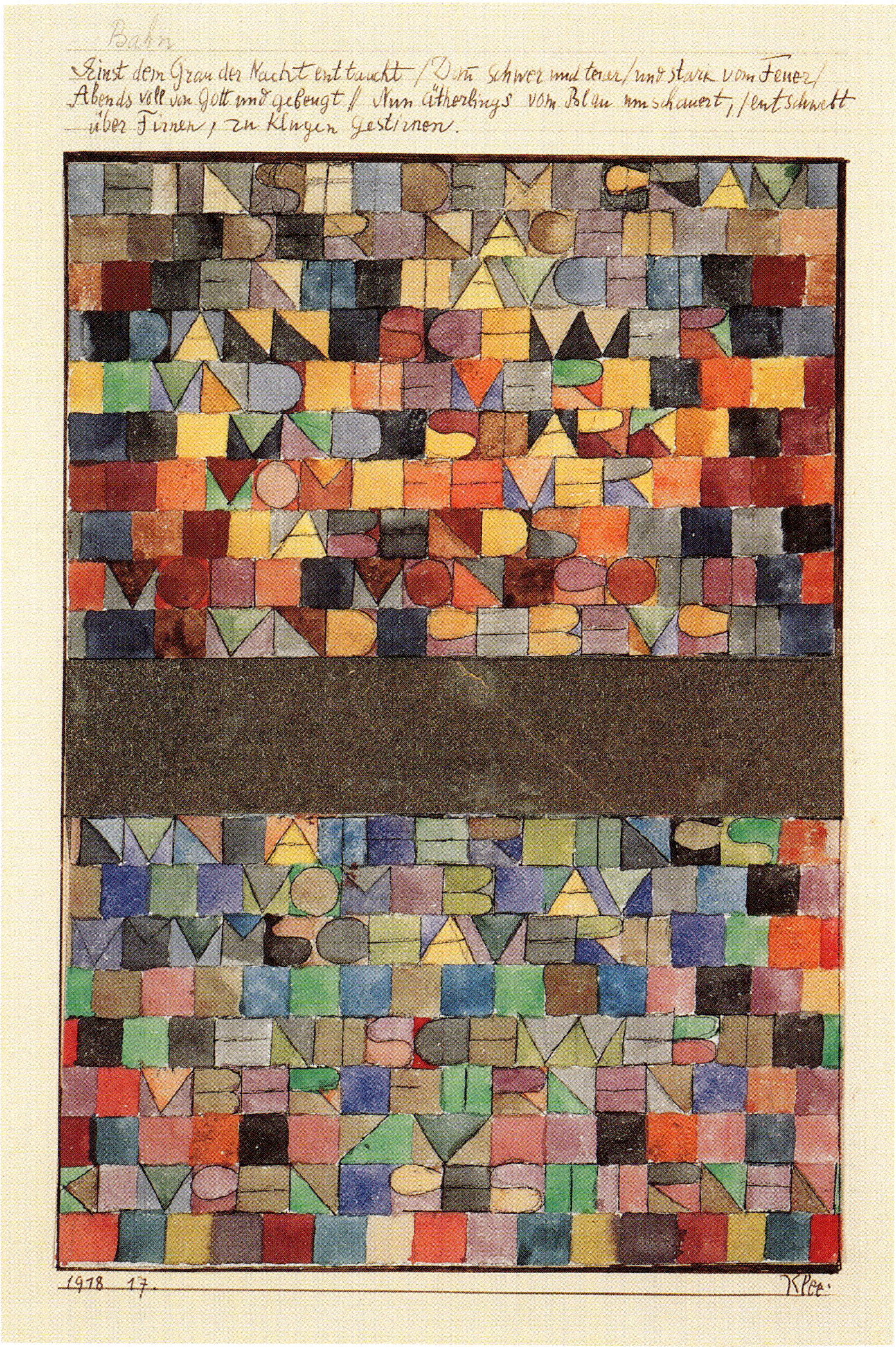
Einst dem Grau der Nacht enttaucht / Dan schwer und teuer / und stark vom Feuer /
Abends voll von Gott und gebeugt // Nun ätherlings vom Blau umschauert, / entschwebt
über Firnen, / zu klugen Gestirnen.
1918 17.
Klee.

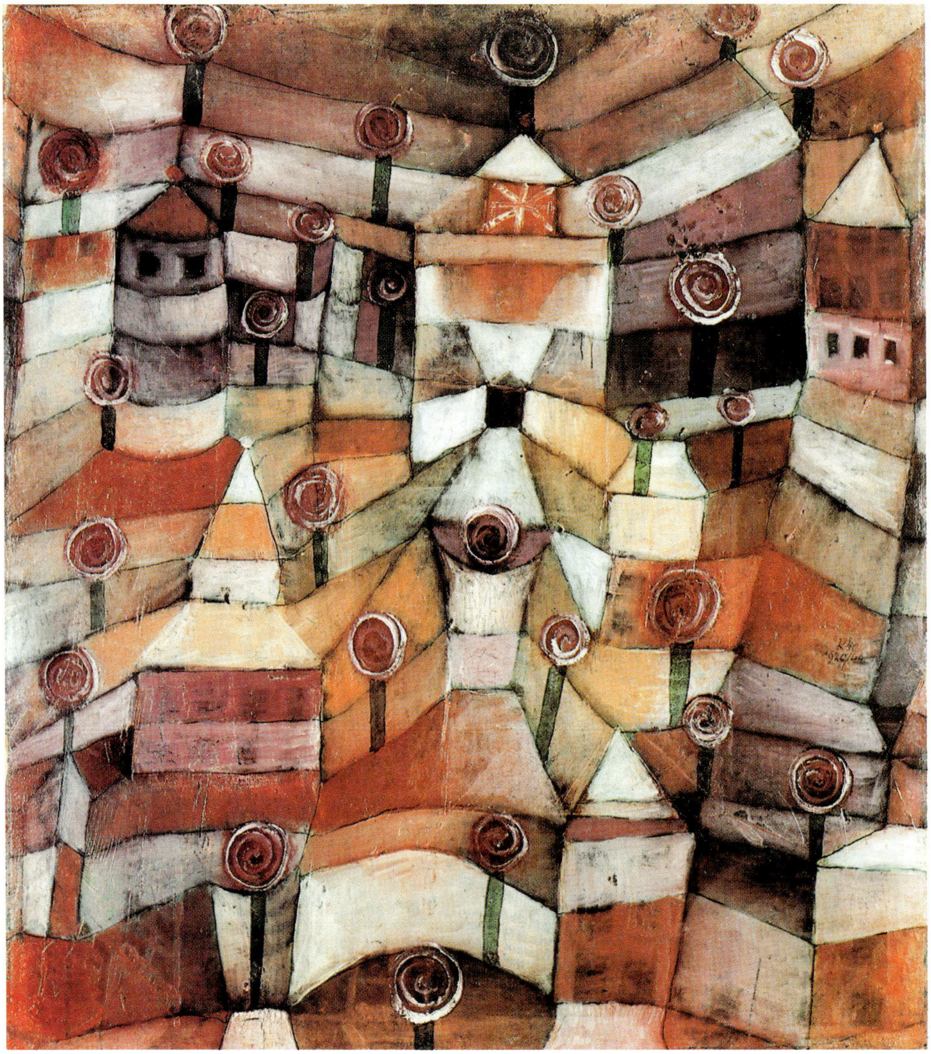

aus der Farbe, aber dennoch getragen von Klees Abstraktionsverständnis, das die Bereiche des Traums und der Poesie, der Wissenschaft und der Musik einbezieht, was vor allem seine Malerei und Kunst-Lehre am Bauhaus zeigen sollte.

Rosengarten, 1920/44, Öl auf Karton, 48,2 × 42,3 cm, Städtische Galerie im Lenbachhaus, München, Gabriele Münter und Johannes Eichner-Stiftung und Städtische Galerie, Inv. Nr. G 16102

»Exacte Versuche im Bereiche der Kunst«

DIE ZEIT AM BAUHAUS

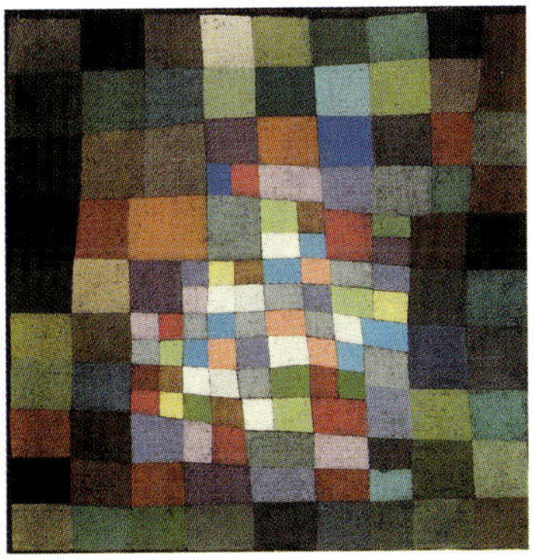

Am Bauhaus leitete Klee ab 1921 zunächst die Werkstatt für Buchbinderei, die jedoch Ende 1922 aufgelöst wurde. Dann übernahm er die Werkstatt für Glasmalerei, in der die treibende Kraft Josef Albers war. Die eigentliche Wirkung Klees am Bauhaus bestand in seinem Unterricht einer ›Bildnerischen Formlehre‹, den er zwischen 1921 und 1931 für das erste und zweite Semester abhielt. Im Wechsel mit seiner Malerei konnte Klee in dem sorgfältig schriftlich vorbereiteten Unterricht die Analyse der bildnerischen Elemente dazu verwenden, neben der von Gropius geforderten Grundlagenforschung auch die Entwicklung der eigenen Arbeit zu analysieren.

In der Dessauer Zeit von 1925 bis 1931 wuchs sich diese geistreiche Kunst-Lehre zu einem Konvolut von über 3000 Blättern mit Notizen und Zeichnungen aus.[1]

Nach dem Weggang vom Bauhaus und der Aufnahme der Akademieprofessur in Düsseldorf 1931 bis 1933 stellte Klee die theoretische Arbeit ein, um sich ganz der Malerei zu widmen.

Klees ›Bildnerische Formlehre‹ beginnt mit der Analyse der Linie, die sich aus der Bewegung des Punktes entwickelt, und unterscheidet »aktive, mediale und passive Linien« sowie die daraus entstehenden positiven und negativen Flächenelemente. Das freie Spiel der linearen Verflechtungen ergibt verschiedenste Ausdrucksmöglichkeiten zwischen Ruhe und Bewegtheit, ohne daß sich unbedingt der Vergleich mit der Musik aufdrängt.

Diesen erwartet man mit Recht unter der Rubrik ›Rhythmus‹, dem Klee die 4. und 5. Vorlesung widmet. Zunächst zeigt Klee parallele Linienbündel, die einfache Strukturmuster veranschaulichen sollen, ›Strukturale Rhythmen‹ aus Vertikalen oder Horizontalen. Aus der Überkreuzung entsteht dann eine Schachbrettstruktur, die Klee am Bauhaus häufig zur Darstellung bestimmter Farbprobleme, aber auch für Rhythmusstudien verwendet.

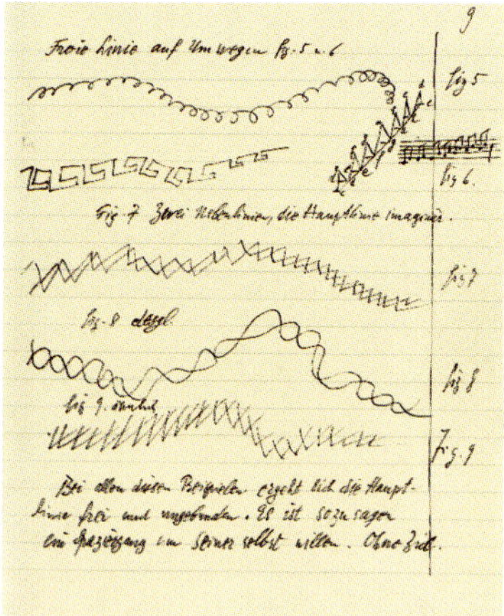

Beiträge zur bildnerischen Formlehre, S. 9

Nach der ausführlichen mathematischen Behandlung solcher Muster geht Klee auf das Gebiet der Musik über und erläutert verschiedene Taktstrukturen (Abb. rechts). Ein Notenbeispiel am Rand fügte er wohl nachträglich hinzu, es zeigt aber, wie selbstverständlich Klee Vergleiche aus dem Gebiet der Musik ins Bildnerische überträgt. Aus der linearen Abfolge der Bewegung des Taktstockes entwickelt Klee dann ein vierteiliges bzw. ein dreiteiliges Taktbild (Abb. unten), das in einer Folge von *Schiff-Bildern* Anwendung findet (Abb. S. 35).

Beiträge zur bildnerischen Formlehre, S. 50/51

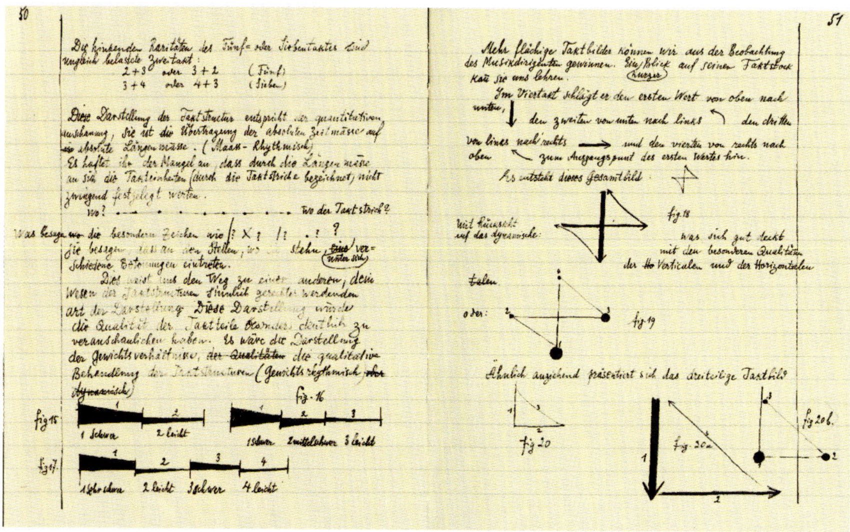

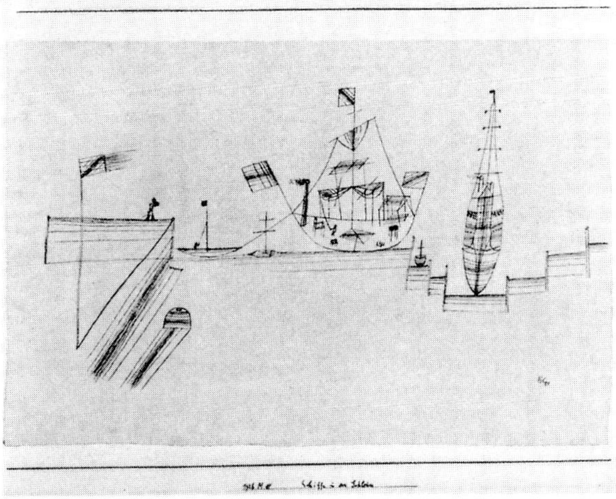

Schiffe in der Schleuse, 1928/40 (M10)
Bleistift und Tinte auf Papier,
auf Karton, 30,3 × 45,5 cm,
Paul-Klee-Stiftung, Kunstmuseum Bern

In dem Bestreben, Zeitelemente (Rhythmen) aus der Musik in die Malerei zu übertragen, ging Klee aber noch tiefer auf die Struktur musikalischer Komposition ein, wie die beigefügte Strukturskizze zeigt, in der er zwei Takte eines dreistimmigen Satzes von Bachs Sonate Nr. VI in G-Dur für Violine und Klavier ›mikroskopiert‹ (Abb. S. 36/37). Unter die Notierung des Komponisten legt er ein graphisches System für die Tonhöhen in drei Oktaven an. Unterhalb dieses Systems gibt Klee schematisch die ›qualitative‹ (›gewichtsrhythmische, dynamische‹) und die ›quantitative‹ (›maßrhythmische‹) Struktur des Taktes an, wobei erstere sich mit dem Wechsel der Dynamik verändert und letztere die regelmäßige rhythmische Struktur (Metrum/Takt) des Stückes notiert. Am Beispiel Bach legt Klee dar, was er unter ›individuellen‹ und ›strukturellen‹ (bzw. dividuellen) Komponenten der musikalischen Komposition versteht; Begriffe, die er dann auf das Gebiet der Malerei überträgt. Das ›Struktural‹ ist Element eines Ganzen, charakterisiert durch rhythmische Wiederholung ohne Variation und daher ›dividuell‹, da man es in kleinere Einheiten gleicher Grundstruktur zerlegen kann. Die ›individuelle‹ Komponente bezeichnet dagegen eine höhere, rhythmisch unabhängige, nicht wiederholbare, unregelmäßige Kompositionseinheit; sie bleibt wesentlich unteilbar und läßt sich mit einem strukturalen Rhythmus leicht kombinieren. Eine dritte Möglichkeit wäre die Fusion der beiden rhythmischen Charaktere, die er gerade an dem Beispiel Bach hervorhebt. Selbst in dem kurzen Abschnitt wechselt

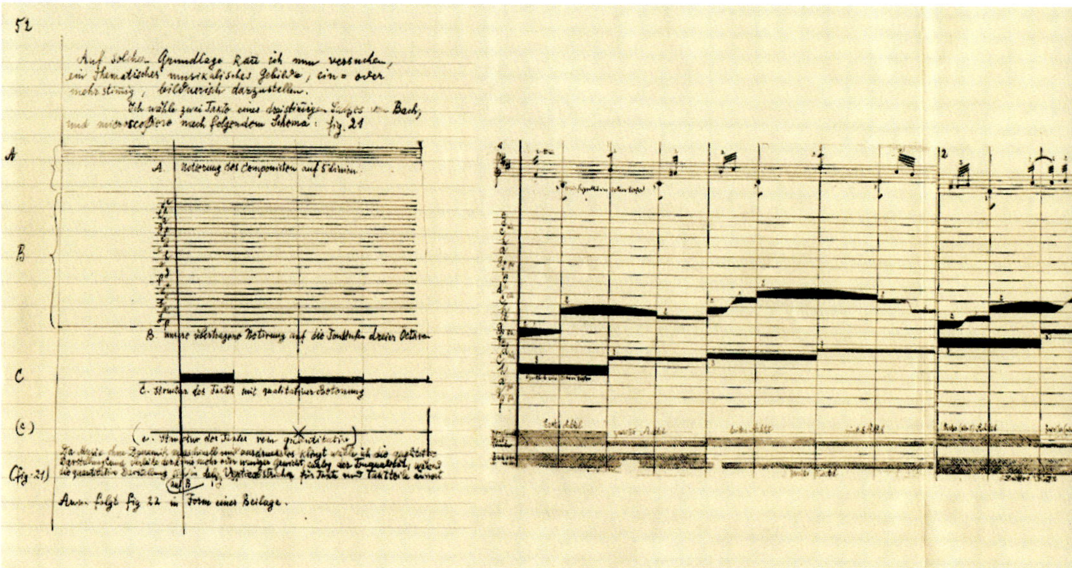

Beiträge zur bildnerischen Formlehre, S. 52 f.

nämlich die Funktion der Teile ständig, so daß keine Stimme das melodische Übergewicht besitzt und die ›strukturalen‹ Partien sich zeitweise über die Melodielinie erheben und sich somit als ›Individuum‹ versuchen.

Anschließend bespricht Klee verschiedene Möglichkeiten der Verknüpfung von Individuum und Struktur. Aus Dirigierbewegungen entwirft er eine graphische Figur, die individuellen Charakter besitzt (Abb. S. 37 unten). Um dieser Figur einen ›strukturalen Charakter‹ hinzuzufügen, wählt Klee eine qualitativ undifferenzierte Linie, welche die ›individuelle‹ Linie in kleinere Abschnitte unterteilt, mit dem Ergebnis: »melodisch mit strukturaler Begleitung«. Ähnliche Figuren kommen in Klees Zeichnungen, wie in der *Zeichnung mit der Fermate* (Abb. S. 30) in dieser Zeit häufig vor.

Im nächsten Beispiel zeigt Klee zwei Linien, in denen der wiederholbare ›strukturale‹ Formteil nicht

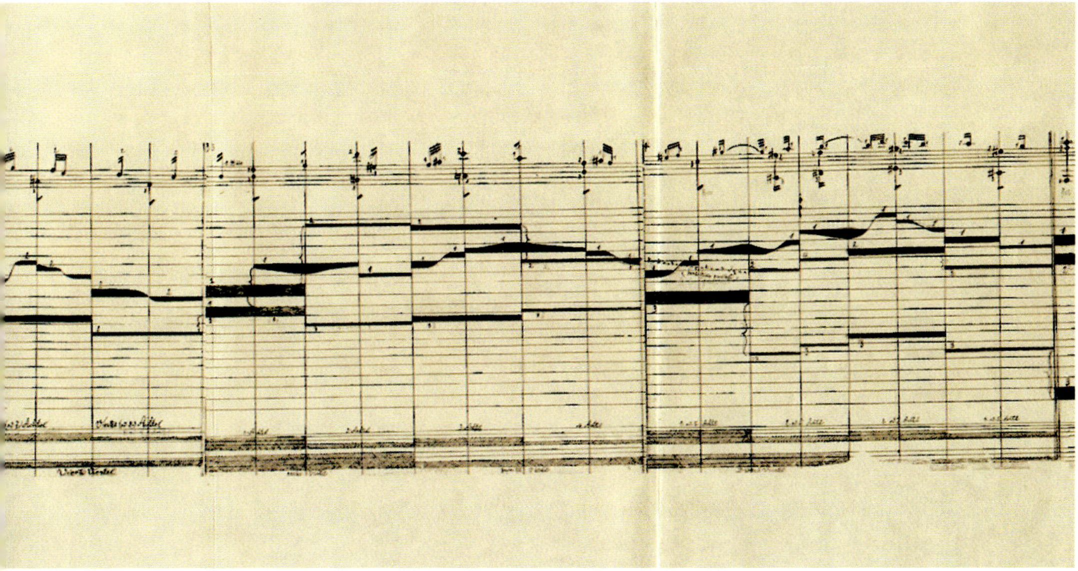

nur quantitativ variiert, sondern mitunter selbst über den freien, ›individuellen‹ Teil dominiert. Durch die Unabhängigkeit der Struktur, die sich von den melodischen Konturen des ›Individuums‹ befreit hat, entsteht ein linearer Kontrapunkt.

Beiträge zur bildnerischen Formlehre, S. 56/57

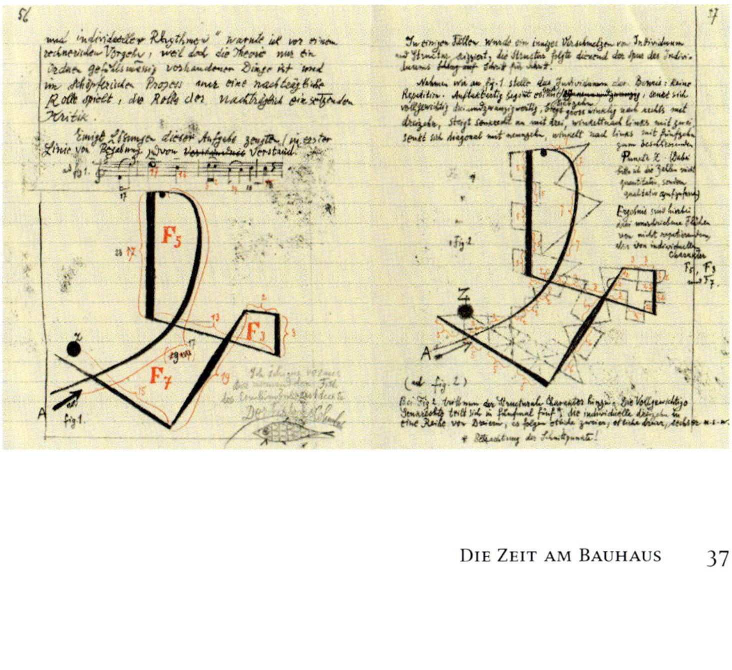

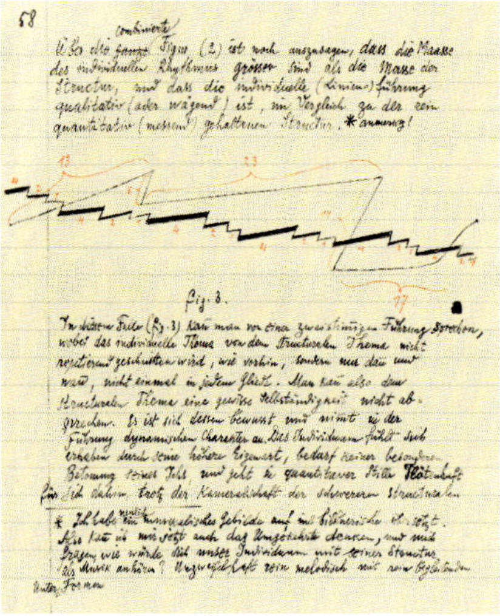

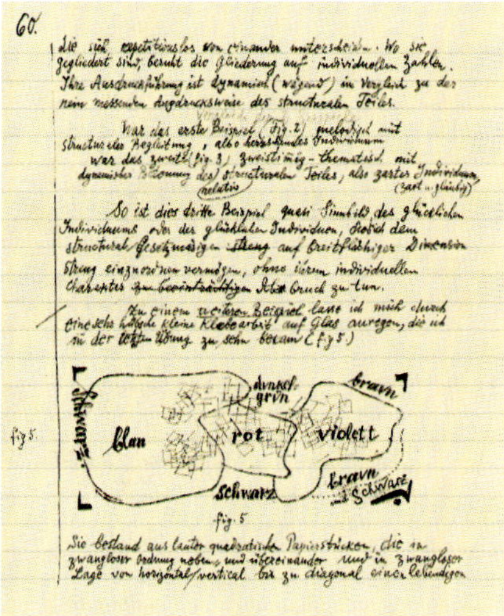

Beiträge zur bildnerischen Formlehre, S. 58

Beiträge zur bildnerischen Formlehre, S. 60

Die kombinierte Figur ähnelt den anfangs beschriebenen Liniendiagrammen, bei denen sich zwei oder mehr Linien (zwei oder mehr Stimmen) umspielen (Abb. oben links).

Ein anderes Diagramm charakterisiert Klee als »Sinnbild des glücklichen Individuums oder der glücklichen Individuen, die sich dem Struktural-Gesetzmäßigen auf breitflächiger Dimension streng einzuordnen vermögen, ohne ihrem individuellen Charakter Abbruch zu tun« (Abb. oben rechts).

Umgekehrt kann Klee sich auch vorstellen, wie sich ein »Individuum mit seiner Struktur«, eine reich gegliederte Taktstruktur, als Musik anhören würde: »Unzweifelhaft rein melodisch mit rein begleitenden Unterformen«.

Bei diesen Bestrebungen, musikalische Strukturen in Bildkompositionen umzusetzen, befand sich Klee am Bauhaus in einer höchst anregenden Umgebung. Der Bauhausschüler Heinrich Neugeboren setzte eine Musiknotation als *Plastische Darstellung der Takte 52–55 der es-Moll Fuge von J.S. Bach* um (Abb. S. 39).

Heinrich Neugeboren
Plastische Darstellung der Takte 52–55 der es-Moll-Fuge von J.S. Bach, 1968–70, Bach-Monument aus Edelstahl im Park des Krankenhauses der Stadt Leverkusen nach einem Modell von 1928, 650 × 650 × 600 cm

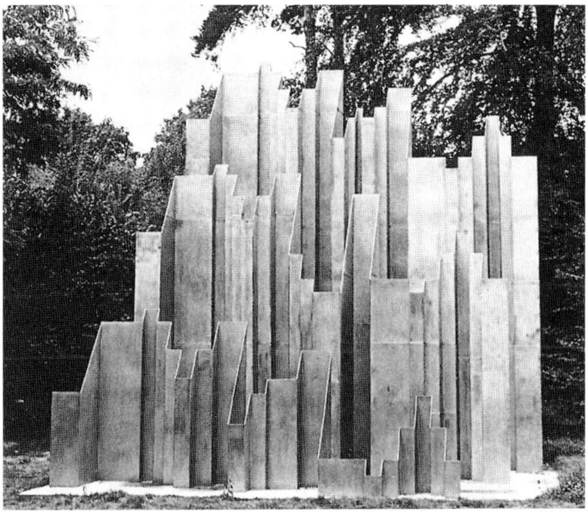

Auch die entsprechende graphische Darstellung ist erhalten und zeigt den »Wunsch, den zeitlichen und räumlichen Verlauf von Musik nicht nur zu hören, sondern auch zu sehen, und deutlicher zu sehen als dies durch die übliche Notenschrift (...) ermöglicht wird (...).«[2]

Stärker dürften Klee die Bilder Lyonel Feiningers berührt haben, der selbst am Klavier oder Harmonium Fugen komponierte und Musikabende abhielt. Die vielfach überlagerten, farbig fein differenzierten und facettierten Farbflächen in Feiningers Bildern müssen Klee in der strukturellen Analogie von Musik und Malerei auf dem ureigensten Gebiet des Rhythmus bestärkt haben. Rhythmusübungen machten auch einen Großteil von Ittens Vorkurs aus, der mit Freikörperübungen und beidhändigem Zeichnen zur Einstimmung von Körper und Geist begann und zu einer ausgefeilten Kontrastlehre in Form und Farbe führte, in der die Wechselwirkung der Kontraste (z. B. weich-hart, kalt-warm) mittels verschiedener Materialien bzw. Farbübungen erprobt wurde.

Fugenbilder haben auch die Pioniere des abstrakten Films, Viking Eggeling und Hans Richter, ausgeführt, um sie dann als Vorlage für ihre Rhythmus-Filme zu nehmen (Abb. rechts). Vielleicht wurde Klee in der Erfindung einer abstrakten Zeichensprache sogar von Eggelings Notationsskizzen angeregt, die dieser ihm 1919 in Zürich gezeigt hatte.[3]

Der abstrakte Film wurde von Malern erfunden, die zeitliche Bewegungselemente in die Malerei einführen wollten und dabei die Grenzen des Mediums überschritten. Einer der ersten Pioniere auf diesem Gebiet, Hans Ruttmann, der mit Klee und Feininger befreundet war, zeigte bereits 1921 sein ›Photodram op. 1‹ als handkolorierte und mit Musik untermalte Abfolge abstrakter Formen.

Am Bauhaus wurde diese Entwicklung aufmerksam verfolgt, wie die Farblicht-Spiele von Ludwig Hirschfeld-Mack zeigen, die er 1923 während der Bauhauswoche aufführte. Mit wechselnder Lichtstärke und verschiedenen Farbfiltern wurden an- und abschwellende Farbform-Folgen gezeigt, die zeitliche Bewegung, wie sie Klee im Bild nachempfinden wollte, nun tatsächlich als Lichtprojektion vorführten.

Klees Fugenbilder, wie *Fuge in Rot* (Abb. S. 28), verdeutlichen die musikalisch-zeitliche Bewegung durch ansteigende Farbstufungen verschiedener Formcharaktere. Das Fortschreiten eines Themas entspricht dann der Entwicklung der Farbe (z. B. von Dunkel nach Hell, von Gelb nach Violett). Die kanonartig einsetzenden Stimmen übernehmen verschiedene Formen (Kreis, Dreieck, Quadrat) in wechselseitiger Führung oder auch in Durchdringung und Überschneidung (*Pflanzen. Wachstum*, Abb. S. 41).

Neben abstrakten Bildern gibt es auch gegenständliche Darstellungen, in denen abstrakte Formrhythmen mit phantasievollen Figurationen verbunden werden (*Genien*, Abb. S. 41), die eine Vereinigung der

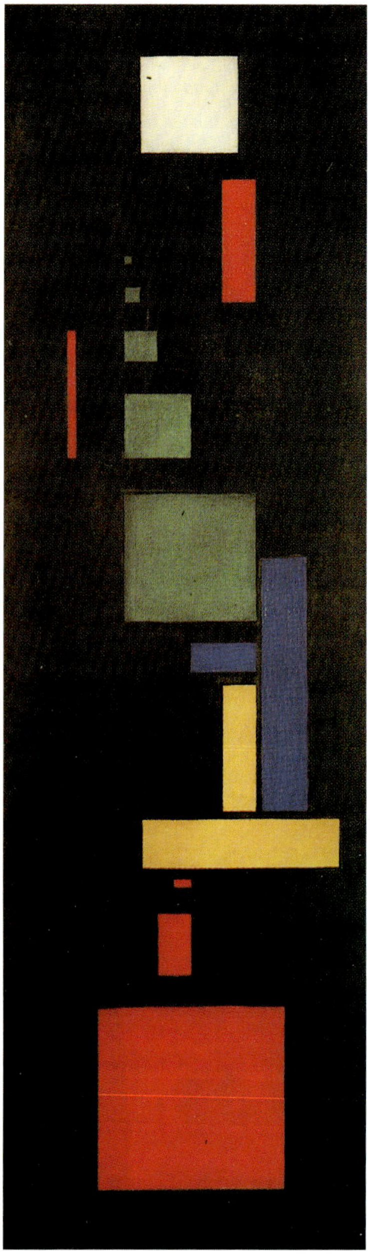

Hans Richter, *Orchestration der Farbe*, 1923, Öl auf Leinwand, 153 × 41,7 cm, Staatsgalerie Stuttgart

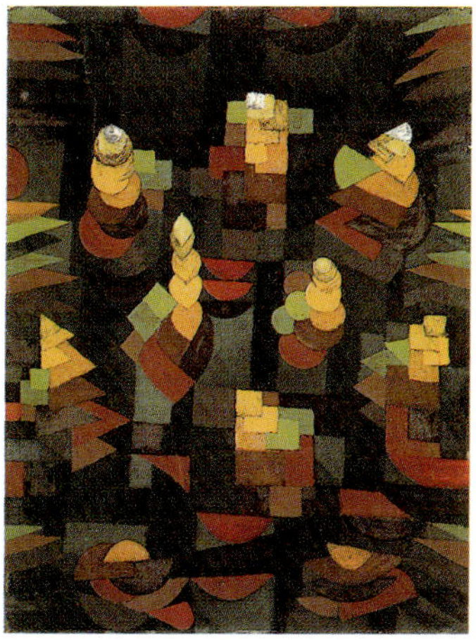

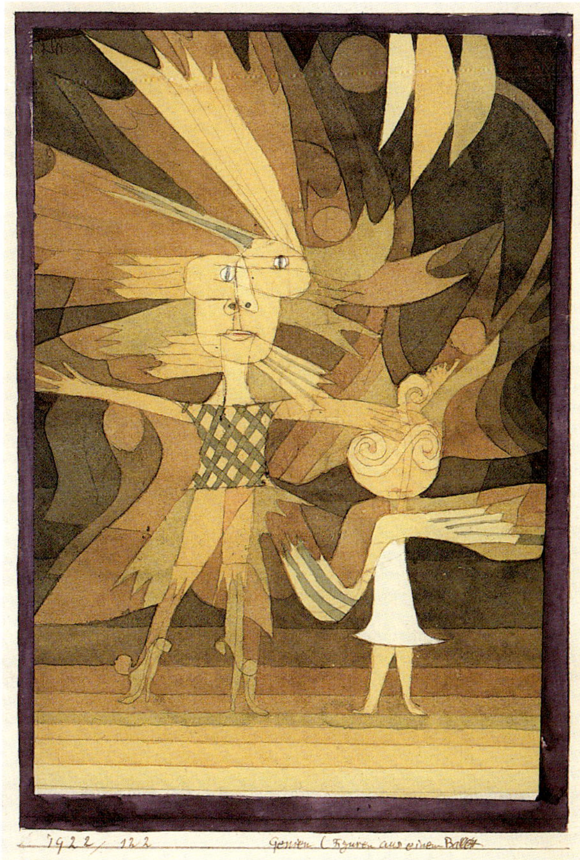

rechts: *Genien (Figuren aus einem Ballett),* 1922/122, Aquarell und Bleistift auf Papier, 25,7 × 17,4 cm, Paul-Klee-Stiftung, Kunstmuseum Bern, Inv. Nr. F 30

links: *Pflanzen. Wachstum,* 1921/193, Öl auf Karton, 54 × 40 cm, Musée National d'Art Moderne, Paris

Gegensätze veranschaulichen, auf die Klee in seinen Vorträgen des öfteren hinwies:

»Manchmal träume ich ein Werk von einer ganz großen Spannbreite durch das ganze elementare, gegenständliche, inhaltliche und stilistische Gebiet.«[4]

Ebenso erfinderisch ging Klee mit Liniengebilden um, die er zu einer Vielzahl von dynamischen Linearverbindungen formte und in seine dividuellen Rasterbilder wie eine musikalische Notenschrift einfügte. In *Pastorale* (Abb. S. 42) ist ein reichhaltiges Vokabular kleiner Teilformen in die parallel geführten, horizontalen Linien eingefügt, das sich in bestimmten Ab-

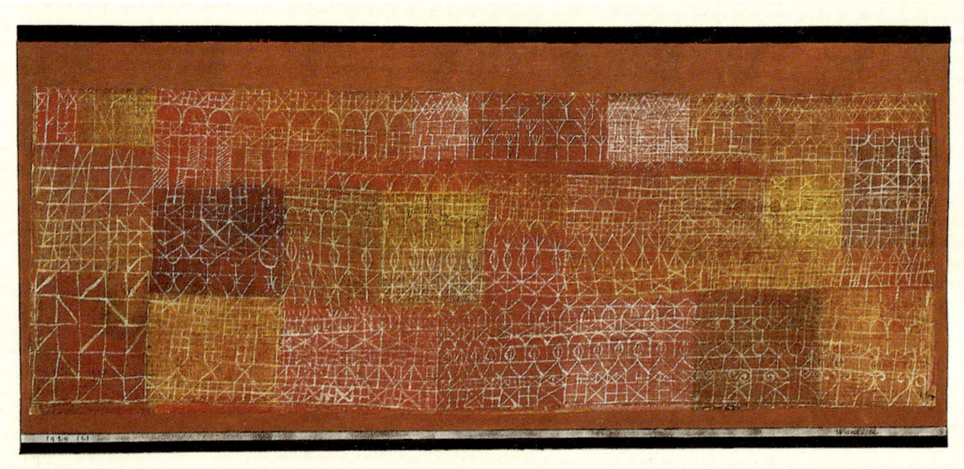

Pastorale (Rhythmen), 1927/20 (K 10), Öl auf Leinwand, 69,3 × 52,4 cm, The Museum of Modern Art, New York, Abby Aldrich Rockefeller Fund and Exchange, Inv. Nr. 157.45

ständen wie eine Taktstruktur rhythmisch wiederholt.

Diese Teilformen können wiederum durch Verschiebung, Spiegelung oder Drehung zu größeren Formkomplexen erweitert werden, eine Technik, die an die Kunst der Fuge erinnert. Eine andere Struktur entsteht aus der Verflechtung verschiedener, individuell geführter Gruppen von parallel laufenden Bändern. *Ein Garten für Orpheus* (Abb. rechts) beschwört im Titel den thrakischen Sänger, der mit seiner Musik wilde Tiere besänftigen konnte, während die rhythmischen Parallelfigurationen wie eine kristalline Musik wirken.[5]

Solche Bildpartituren durchziehen das gesamte Werk Klees bis ins Spätwerk, in dem die filigranen Formen von expressiven Balkenstrichen abgelöst werden, aber ebenso rhythmisch fungieren (z. B. *Gabelungen im Viertakt*, Abb. S. 43).

In den Streifenbildern wird diese dividuelle Struktur farbig ausgefüllt und durch einen besonderen Eingriff individuell rhythmisiert. Wie beim Ornament im *Wandbild* liegt dem Aquarell *Monument im Fruchtland*

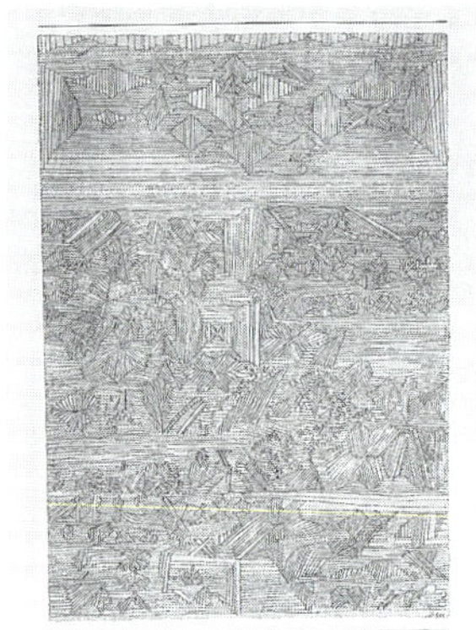

Ein Garten für Orpheus, 1926/3, Tusche auf Papier, 47 × 32,5 cm, Paul-Klee-Stiftung, Kunstmuseum Bern, Inv. Nr. Z 586

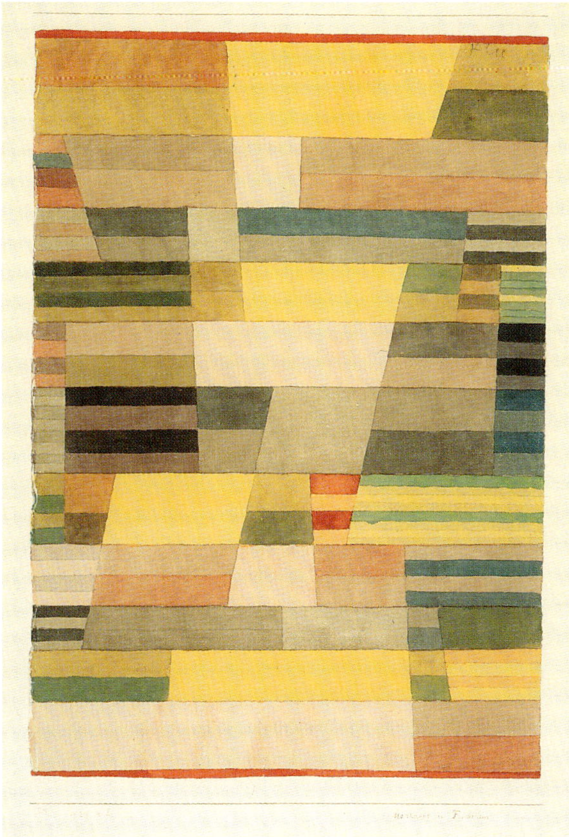

Monument im Fruchtland,
1929/41, (N 1), Aquarell und Bleistift auf Papier, 45,7 × 30,8 cm, Paul-Klee-Stiftung, Kunstmuseum Bern, Inv. Nr. F 63

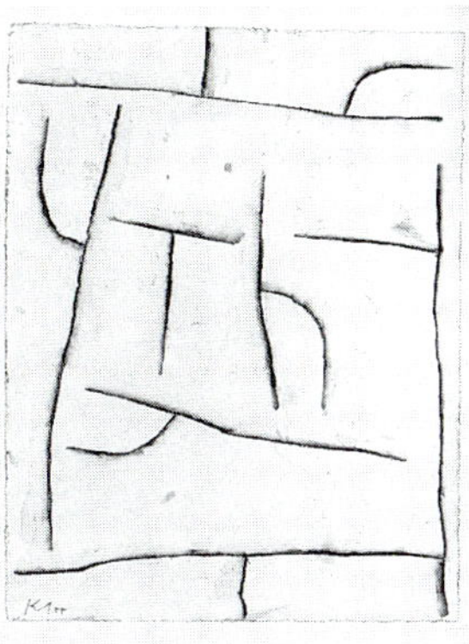

Gabelungen im Viertakt,
1937/84 (N 4), Kohle und Kleisterfarbe auf Papier, 30,5 × 23,5 cm, Privatbesitz (Schweiz)

(Abb. oben rechts) eine Struktur aus parallelen Linien zugrunde, die allerdings durch verschiedene horizontale, schräg endende ›Schwellen‹ vielfältig gebrochen werden.

Diese Bildgliederung nennt Klee »Cardinal-Progression«: Wo immer Vertikalen oder Schrägen in die waagrechten Felder eingreifen, werden diese sukzessive in zwei Halbe, vier Viertel, acht Achtel, sechzehn Sechzehntel geteilt, oder die Intervalle verdoppeln sich entsprechend. Dieses System erinnert an das musikalische Notationssystem, das dem Wert einer

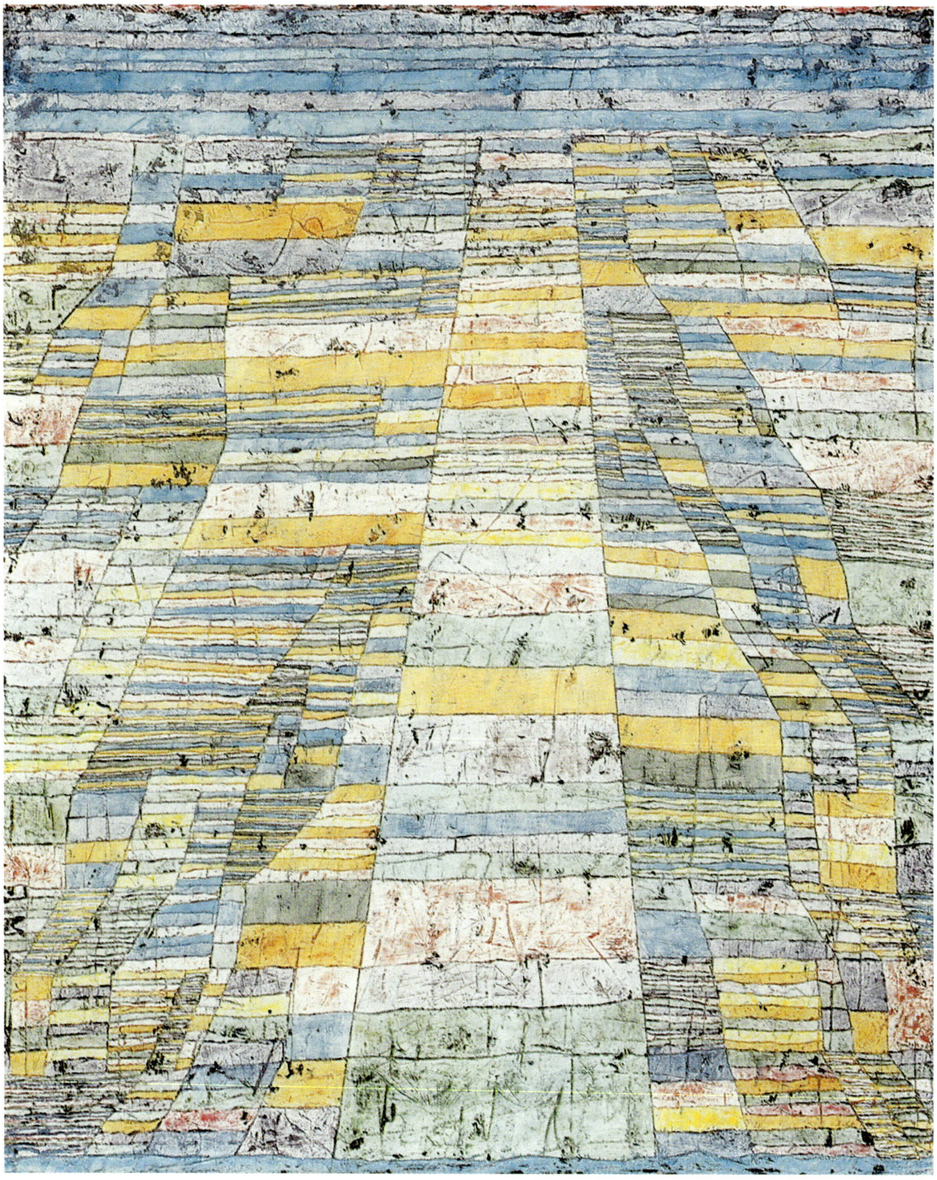

ganzen Note zwei Halbe, vier Viertel-, acht Achtel- und sechzehn Sechzehntelnoten gleichsetzt.

Ein besonders schönes Beispiel einer solchen musikalischen Gliederung ist *Hauptweg und Nebenwege*

Hauptweg und Nebenwege,
1929/90 (R 10), Öl auf Leinwand,
83,7 × 67,5 cm,
Wallraf-Richartz-Museum, Köln,
Inv. Nr. WRM 3253

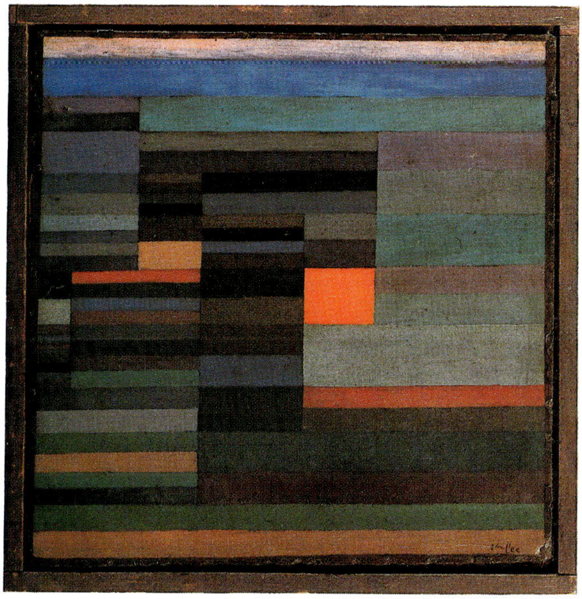

Feuer abends, 1929/95 (S 5), Öl auf Karton, 33,8 × 33,4 cm, The Museum of Modern Art, New York, Mr. and Mrs. Joachim Jean Aberbach Fund

(Abb. S. 44), dessen »seligmachende Farben« (E. Kästner) aus einem feinen Netz verzweigter Felder herausleuchten. Dabei verdeckt die zarte Farbigkeit den für Klees Streifenbilder charakteristischen streng linearen Aufbau.[6] Das Auf- und Absteigen der Feldstrukturen mag im Zusammenhang mit den an- und abschwellenden Farbintensitäten auch an Tonleitern erinnern.

Auch *Feuer abends* (Abb. links) weist eine konstruktive Schichtung mit Ölfarben in freier Setzung auf, die als freie ›Individuen‹ keiner schematischen Gliederung mehr folgen. Der leuchtende Rotakzent, der die äußerst differenziert farbige Darstellung in der Bildmitte dominiert, verstärkt die Individualisierung der Komposition und verleitet zu der im Titel genannten emotionellen Stimmung.

Farbe war für Klee das ›unwägbare‹ (also individuelle) Element des Bildes. Während sich Linie und Helldunkel – wie Tonhöhe und Tondauer – als Quantitäten messen lassen, entspricht die Farbgebung des Bildes dem expressiven Gehalt des musikalischen Tones. »Farbigkeit hat immer etwas Geheimnisvolles an sich, das man nicht gut erfassen kann. Dieses besondere Rätselhafte spricht sich im Geiste aus. Die Farben sind das Irrationalste in der Malerei. Sie haben etwas Suggestives, eine suggestive Kraft.«[7]

Und doch hat Klee am Bauhaus eine eigenständige Farbenlehre entwickelt, die sich von ihren Vorläufern – Goethe, Runge, Delacroix, Chevreul und auch Kandinsky – durch eine spezielle Metaphorik abhebt.[8]

Für Klee weisen die Farben in kosmische Bereiche (am Beispiel des Regenbogens) und sind darin der Musik verwandt. Wie diese enthalten sie zahlreiche Möglichkeiten an Stufungen »vom kleinsten Schritt bis zum reichblühenden farbigen Vielklang! Welche Perspektiven nach der inhaltlichen Dimension!«[9]

Einsames, 1928/80 (QU 10), Aquarell auf deutsch Ingrespapier, 49 × 24,3 cm, Privatbesitz (USA)

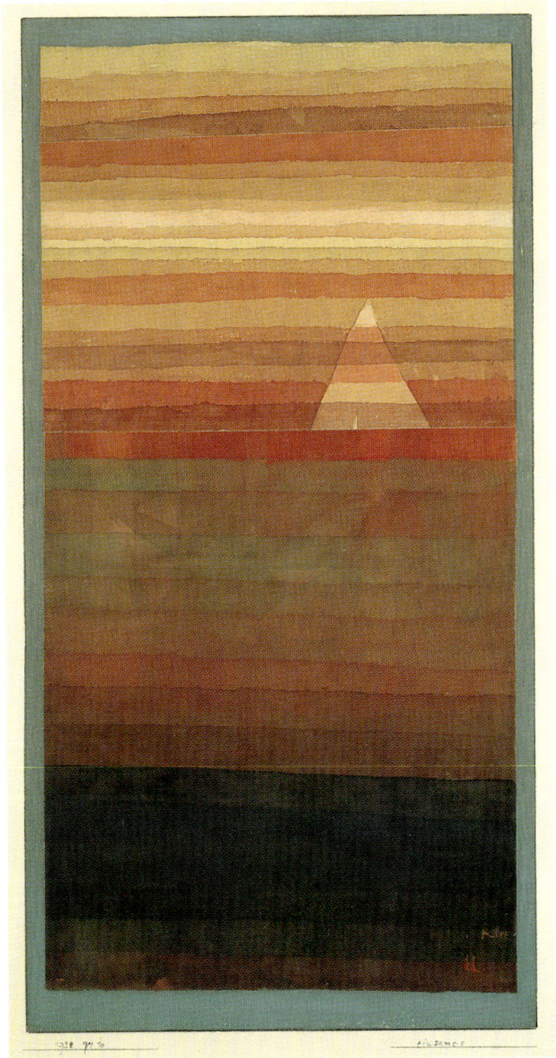

Klee untersuchte nun die farbigen Beziehungen nach ihren spezifischen Ausdrucksgehalten. Dabei stellte er unterschiedliche Bewegungsformen fest: die diametrale Bewegung zwischen komplementären Farben über den gemeinsamen Graupunkt hinweg, die peripherale Bewegung auf dem Farbenkreis, sowie verschiedene Schnitt- oder Komponentbewegungen zwischen einzelnen Segmenten des Farbkreises.

Die wichtigste Figur in Klees Farbenlehre ist der ›Kanon der Totalität‹, der die kontinuierlich ablaufende Kreisbewegung zwischen den Primär- und Sekundärfarben als schwingenden, kreisenden Organismus auffaßt und den von Klee gesetzten Bezug zwischen Farbe und Musik sehr deutlich macht.

Um die verschiedenen Farbbewegungen genau unterscheiden und bemessen zu können, bedient sich Klee eines lasierenden Verfahrens, in dem die Aquarellfarben Schicht für Schicht auf dem in Streifen aufgeteilten, dividuellen Raster des Blattes aufgetragen wer-

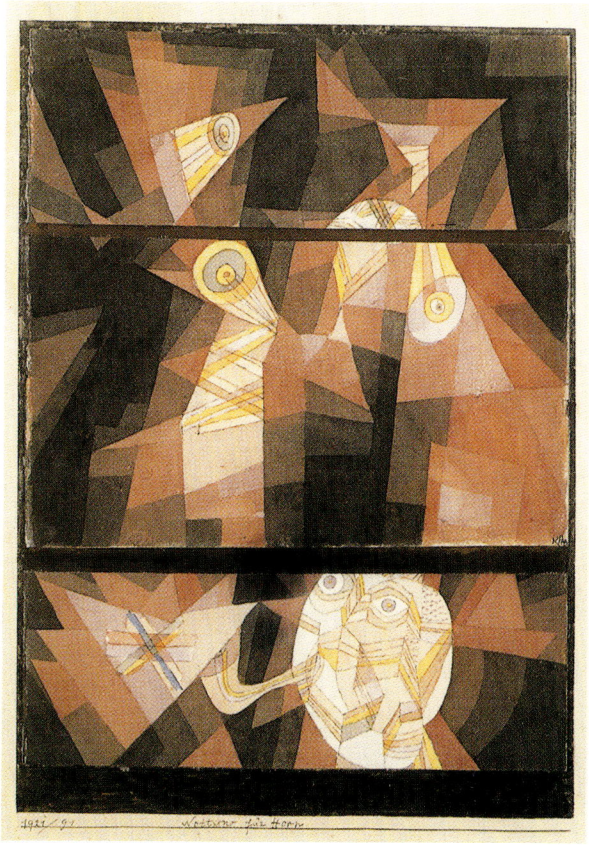

Notturno für Horn, 1921/91,
Aquarell, 32,4 × 24,1 cm,
Privatbesitz (USA)

den und sich nach dem Gesetz der subtraktiven Mischung stufenweise zu tief-dunklen Tönen addieren (*Einsames,* Abb. S. 46). Diese Technik hatte Klee im Bereich der Tonalität schon 1908 in seinen *Schwarzaquarellen* erprobt und als ›Zeitmessverfahren‹ bezeichnet.[10] Der rhythmische Wechsel zwischen den einzelnen Lagen läßt die Genesis des Bildes in einem ›meßbaren‹, in Stufen gegliederten Zeitprozeß erfahren. Klee erweitert die zunächst rein diametralen, also zwischen komplementären Farbpaaren pendelnden Farbbewegungen auf das gesamte Farbenspektrum, um eine Totalität der farbigen Bewegungen zu erreichen. *Abendsonne in der Stadt* zeigt eine reiche Stufung zwischen den Sekundärfarben Orange, Violett und Grün, also eine Bewegung zwischen ›unechten Farbpaaren‹, die sich nicht im gemeinsamen Graupunkt treffen, sondern in der Mischung ein jeweils farbig belastetes Grau ergeben und daher dem Aquarell eine besondere, farbig-dämmrige Wirkung verleihen.

Solche Farbstufungen können über den eigentlichen farbigen Rhythmus hinaus auch noch zeichnerisch-individuell belebt werden, wie das schöne Blatt *Notturno für Horn* (Abb. S. 47) zeigt, das zudem ein deutliches Beispiel für Klees Technik des Zerschneidens und Neu-Zusammenfügens ist.[11]

Klee beschränkt diese Stufungstechnik aber nicht nur auf horizontale Progressionen, sondern verwendet in späteren Aquarellen auch eine kreisförmige, sich nach allen Seiten erstreckende Schichtung der Farben, wie in dem Aquarell der ›Sonderklasse‹ *Polyphon gefaßtes Weiß* (Abb. S. 49). Über eine lineare Konstruktion aus sich überschneidenden, abgewinkelten Geraden gruppieren sich leuchtend-helle Farbtöne in Blau, Rot und Gelb und in unterschiedlicher Dichte um ein weiß ausgespartes Feld. Durch die Überlagerung der aufgehellten Farbwerte entsteht eine reiche Skala subtiler Töne bis zum fein abgestuften, subtraktiv gemischten Braun. Wie im ›Kanon der Totalität‹ umschließen diese Farben in der Mitte das Weiß und machen es zum Zentrum der Komposition und des Lichts.

Den Begriff ›polyphon‹ (mehrstimmig) hat Klee wieder der Musik entliehen, um auf das simultane Zusammenklingen verschiedener bildnerischer Elemente und Stilmittel im Bild aufmerksam zu machen. Ist der Aufbau von *Polyphon gefaßtes Weiß* noch relativ einfach und transparent gehalten, so steigert Klee in dem Aquarell *Kampfscene aus der komisch-phantastischen*

Polyphon gefaßtes Weiß, 1930/140 (X 10), Aquarell und Tusche auf Karton, 33,3 × 24,5 cm, Paul-Klee-Stiftung, Kunstmuseum Bern, Inv. Nr. F 77

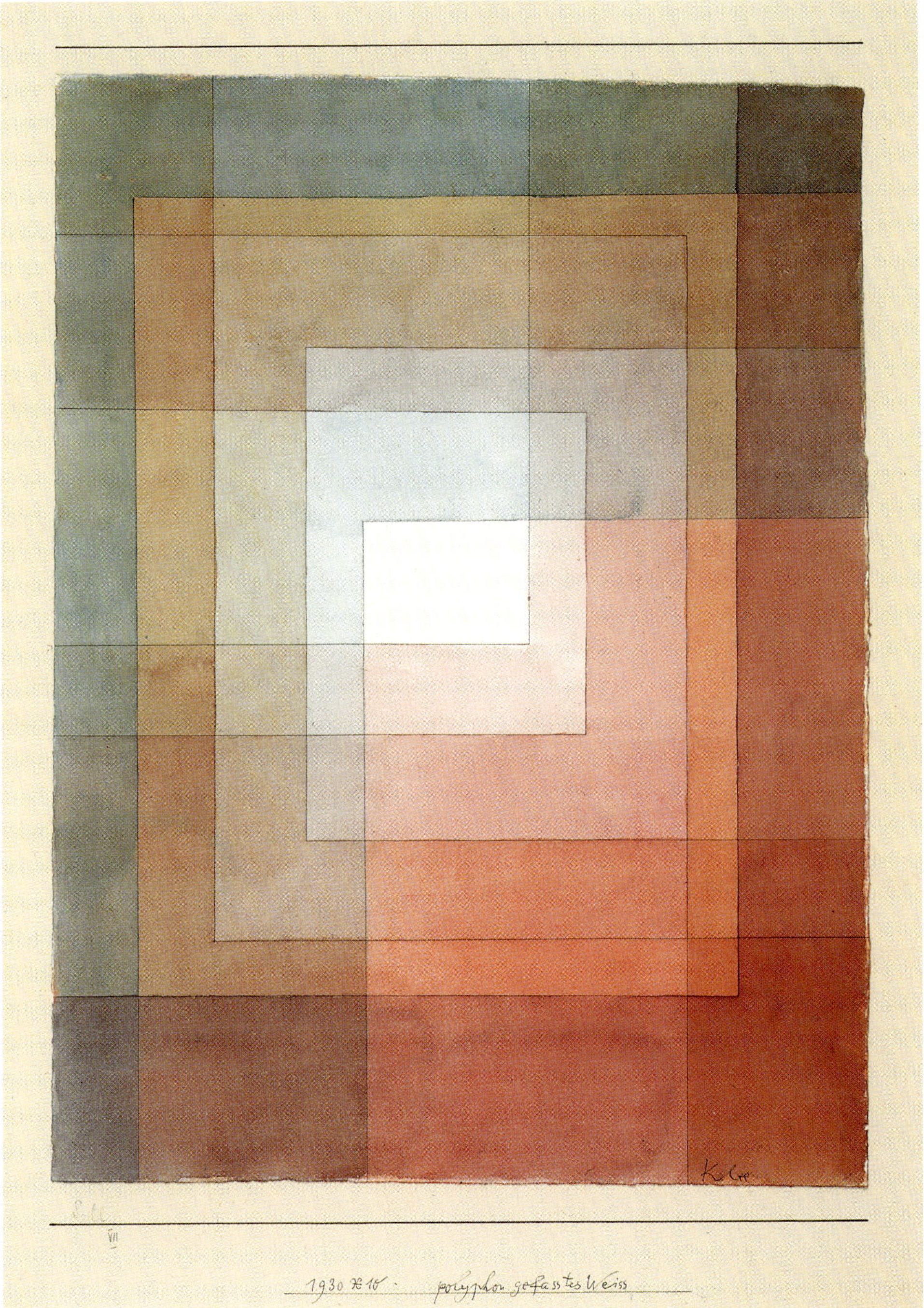
Klee
1930 X 10 · polyphon gefasstes Weiss

Oper ›Der Seefahrer‹ (Abb. unten) die Komplexität des Verfahrens durch Einbeziehung narrativer Elemente. Innerhalb eines rechteckig angelegten Rasters aus abgestuften Blau- und Rottönen, die zum Rand hin immer dunkler werden, findet die Handlung aus einer fiktiven Opernszene statt, eben jener im Titel erwähnte Kampf des anonymen Helden gegen drei groteske Seemonster.

Obwohl Klee ein begeisterter Opernbesucher war, finden sich Opernszenen in seinem Werk nicht gerade häufig. Sein Lieblingswerk, Mozarts ›Don Giovanni‹, wird in einem Frühwerk mit dem ironischen Titel *Der bayerische Don Giovanni* (Abb. S. 51) zum Anlaß genommen, eine Farbstruktur aus Delaunays *Fensterbildern* in eine witzige ›Fensterln‹-Szene umzuwandeln.

Im Gegensatz zu dieser verspielt-ironischen Behandlung eines bildnerischen Themas, das Klee später

Kampfscene aus der komisch-phantastischen Oper Der Seefahrer, 1923/123, Ölfarbzeichnung und Aquarell auf Papier, 37,5 × 51 cm, Kunstmuseum Basel

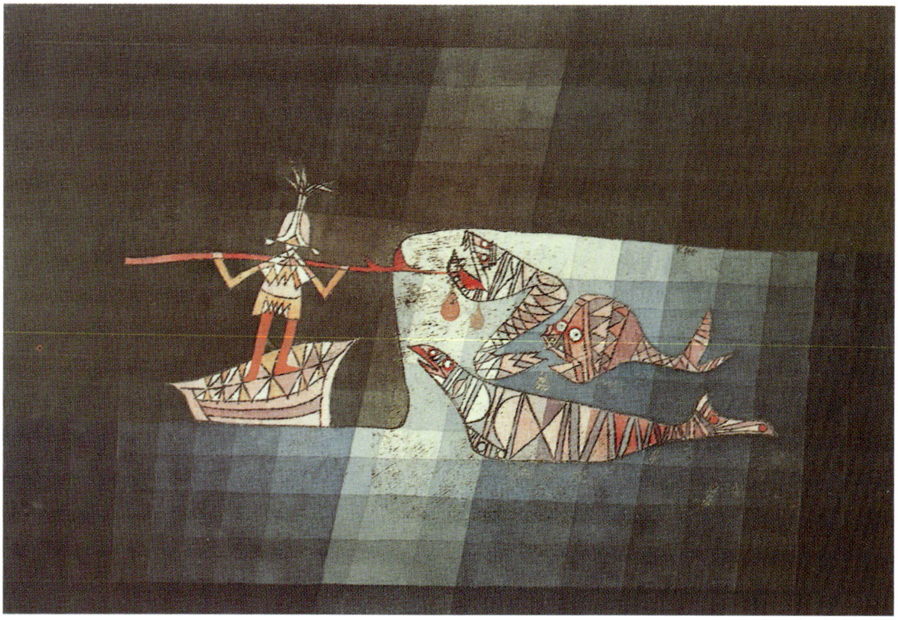

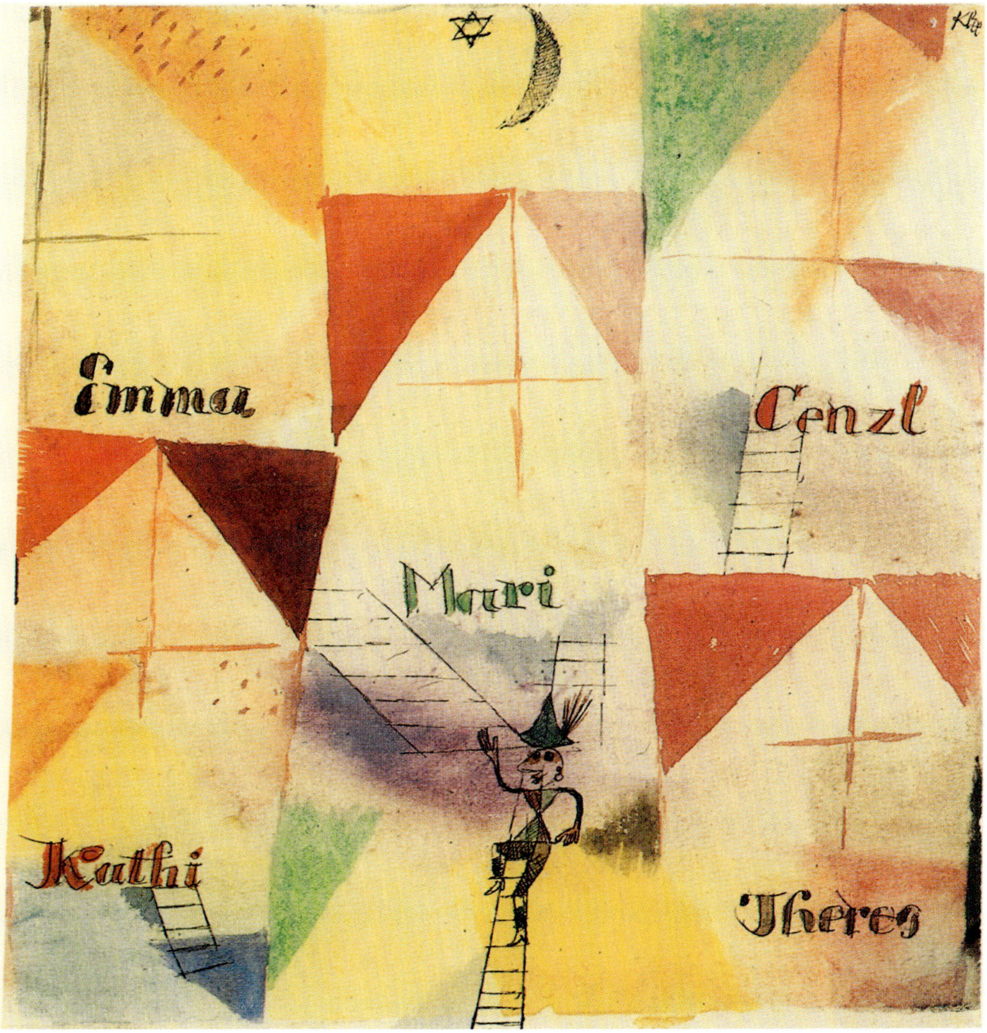

Der bayerische Don Giovanni, 1919/116, Aquarell auf Papier, 22,5 × 21,3 cm, The Solomon R. Guggenheim Museum, New York, Inv. Nr. 48.1172 × 69

in den ›Polyphonien‹ ernsthafter und tiefgreifender angehen wird, fand er in der Oper von Mozart alle Elemente wieder, die er in seiner (zukünftigen) Kunst vereinen wollte: »... es muß das Teuflische zur Gleichzeitigkeit mit dem Himmlischen verschmolzen werden. Der Dualismus nicht als solcher behandelt werden, sondern in seiner complimentären Einheit...

Denn die Wahrheit erfordert die Berücksichtigung aller Elemente, das Kunstwerk aller zusammen.«[12]

Der Oper ›Hochzeit des Figaro‹ entnahm Klee das Motiv für die aquarellierte Ölfarbzeichnung *Bartolo: La Vendetta, Oh! la vendetta!*, während die *Sängerin der komischen Oper* (Abb. rechts), wie das dazugehörige, genauer betitelte Aquarell *Die Sängerin L. als Fiordiligi* auf die eingehende Kenntnis von Mozarts ›Cosi fan tutte‹ schließen läßt.

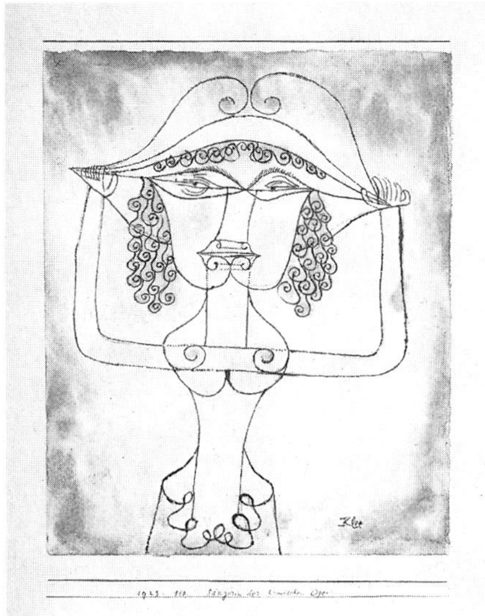

Sängerin der komischen Oper, 1923/118, Aquarell und Tusche auf Papier, 37,8 × 30,5 cm, The Solomon R. Guggenheim Museum, New York, Inv. Nr. 48.1172 × 61

Um dem stürmischen Werben eines ›Albanesen‹ zu entgehen, beschließt Fiordiligi in der 12. Szene, die Uniform ihres Verlobten Guglielmo anzuziehen und ihm in den Krieg zu folgen. Klees Zeichnung zeigt den heroischen Augenblick der Verkleidung, als sich die Sängerin den Zweispitz aufsetzt. Das Gesicht ist aus einer Lyra gebildet, umrahmt von »lustigen Locken«, zahlreichen aneinandergereihten Violinschlüsseln. Die ganze Figur setzt sich aus Spiralen, Schlaufen und Spindelformen zusammen, Kennzeichen der Rokoko-Ornamentik und als Serpentine Ausdruck der Schönheit.[13]

Aus ähnlichen Elementen, aber abstrakter aufgebaut, ist die Zeichnung *Silbermondgeläute*. Entscheidend ist hier der rhythmische Wechsel zwischen betonten kräftigen Linien (dem Takt/Metrum) und den eingerollten Spiralen, die als Halte- und Wendepunkt der fließenden Bewegung dienen. Es entsteht so der Eindruck des Schwingens im Gegensatz von Fließen und Verharren.[14]

Eine *Hoffmanneske Märchenszene* (Abb. S. 53) ist dagegen konkret von Jacques Offenbachs Oper ›Hoffmanns Erzählungen‹ angeregt, die Klee mehrmals besuchte. Klee veröffentlichte dieses Blatt als Beitrag in

Hoffmanneske Märchenszene, 1921/123, Farblithographie für die 1. Bauhausmappe, 31,6 × 23 cm, Paul-Klee-Stiftung, Kunstmuseum Bern, Inv. Nr. G 84

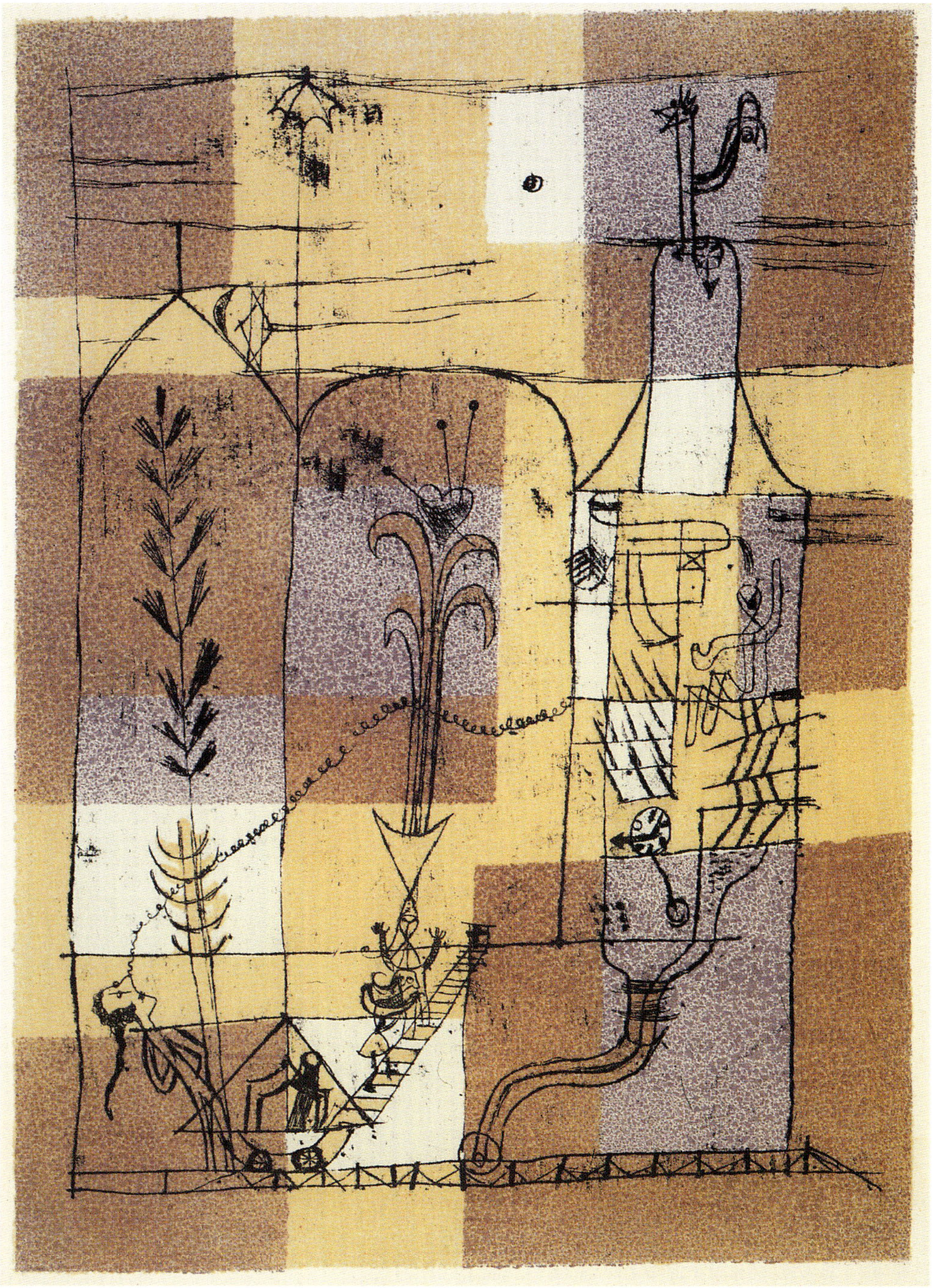

der ersten Mappe der ›Bauhaus-Drucke. Neue europäische Graphik. Meister des Staatlichen Bauhauses Weimar‹.

Die skurrile Figuration paßt jedoch eher zu den märchenhaften Szenen, mit denen Klee nach dem Ersten Weltkrieg seinen ersten Publikumserfolg erzielte. Durch die Übermalung der Zeichnung wird die Handlung zusätzlich verschleiert und die Lesbarkeit erschwert. Immerhin läßt sich nach Klee die farbige Überlagerung einer Zeichnung mit einer mehrstimmigen musikalischen Komposition vergleichen. Zum Einstieg in seine Bauhauszeit zeigte Klee also beide Pole seiner Kunst in der Verschmelzung des Phantastisch-Metalogischen und des Konstruktiv-Bauenden, beides der Musik innewohnend wie aus ihr ableitbar.

Auch die berühmte *Zwitscher-Maschine* (Abb. S. 55) offenbart einen skurrilen Bildwitz, jedoch mit einem tragischen Unterton. Die Betätigung der Kurbel setzt den ›Gesang‹ der mechanischen Vögel in Gang, die wie Noten auf einer Tonleiter aufgereiht sind, und läßt ihn wieder in der Unendlichkeit des kosmischen Raumes verklingen, Zeichen für die menschliche bzw. kreatürliche Ohnmacht vor den unbekannten kosmischen Mächten.

Bei all den musikalischen Anregungen Klees überrascht es, daß er sich nie zu den Aufführungen der Bühnenwerkstatt am Bauhaus äußerte. Die Bühne bildete nämlich analog zur Architektur einen Brennpunkt der Künste am Bauhaus. Hier gingen die kühnsten und phantasievollsten Ideen und Entwürfe hinsichtlich der Verschmelzung der Gattungen zu einem neuen Gesamtkunstwerk ein.[15]

Am weitesten war wohl Kandinsky in Neuland vorgestoßen, der mit der Ausstattung zu Mussorgskys ›Bilder einer Ausstellung‹ 1928 am Dessauer Theater durch die Einbeziehung von abstrakten Formen und Farben, Licht- und Bewegungseffekten seinem Ziel

Die Zwitscher-Maschine, 1922/151, Ölfarbzeichnung und Aquarell auf Papier, 41,3 × 30,5 cm, The Museum of Modern Art, New York, Inv. Nr. 564.39

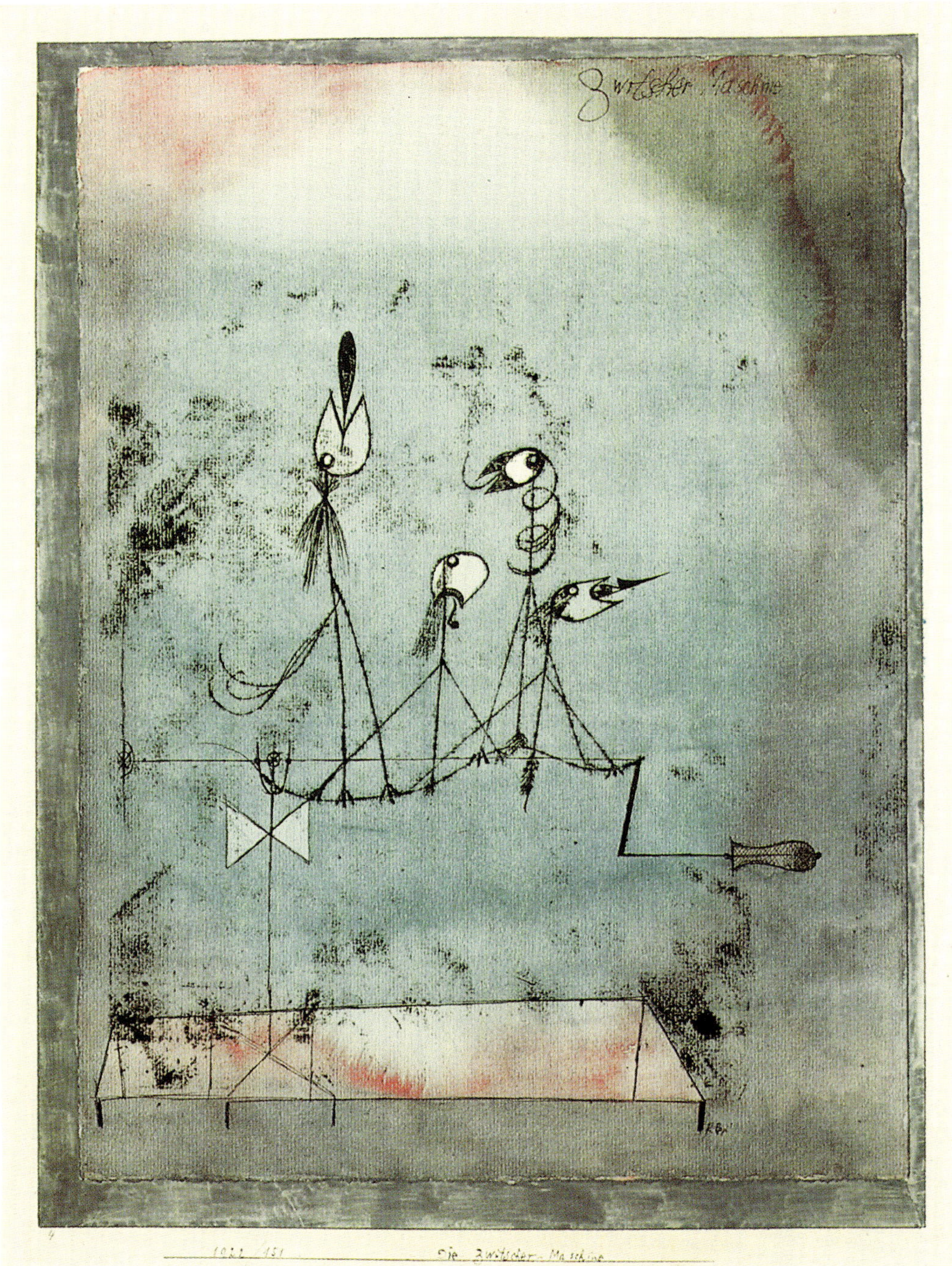
Die Zwitscher-Maschine

einer ›synthetischen Kunst‹ ziemlich nahegekommen war.

Obwohl Felix, der Sohn Paul Klees, damals Regieassistent war, finden sich auch über diese Veranstaltung in Klees Briefen und Aufzeichnungen keine Angaben. Das mag vielleicht daran liegen, daß Klee der ungehemmten Experimentierlust des Freundes eher abwartend gegenüberstand. Ausgelassenheit und Überschwang waren Klee nicht gegeben, so daß sich in seinem Werk nur ganz wenige Bilder finden, die Tanz und Körperbewegung thematisieren. Klee hatte das Gefühl für Rhythmus, Klang und Harmonie so verinnerlicht, daß er diesen Elementen im Bild sensibel, ohne weiteren Anstoß von außen, nachspüren konnte.

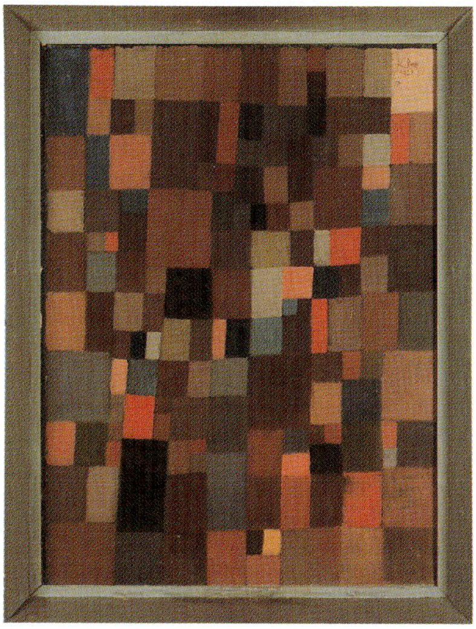

Harmonie in Blau und Orange (nur Vierecke), 1923/58, Öl auf Papier, 83,4 × 64,5 cm, Privatbesitz

Eine von Georg Muche überlieferte Beobachtung scheint in diesem Zusammenhang erhellend zu sein:

»Später, als Klee im Jahre 1921 an das Bauhaus nach Weimar kam, bezog er ein Atelier, das neben dem meinen lag. Eines Tages hörte ich ein seltsames, rhythmisches Trampeln. Als ich Klee auf dem Flur begegnete, fragte ich ihn: ›Haben Sie vorhin das merkwürdige Geräusch gehört?‹ Er lachte und sagte: ›Ach – das haben Sie bemerkt? Das sollte nicht sein! Ich malte und malte, und plötzlich – ich weiß nicht warum – mußte ich tanzen. Sie haben es gehört! Schade! Ich tanze sonst nie.‹«[16]

Diesem Erlebnis könnten die Quadratbilder zugrundeliegen, die Klee in Weimar begonnen und vor allem in der Dessauer Zeit zu großer Perfektion entwickelt hat. Anregungen zu dieser Kompositionsform gehen auf Delaunay und die Tunisaquarelle zurück, beinhalten aber auch wahrnehmungspsychologische Studien (Schachbrettmuster) nach Ernst Mach und Friedrich Schumann, mit denen Klee in seinem Unterricht strukturale Rhythmen erklärte.

Die neutrale Form ließ sich mit den verschiedensten Farbstufungen und Farbklängen auffüllen und konnte so nicht nur als Demonstration von Klees Farbtheorie dienen, sondern auch als eigenständige Kompositionsform, in der Rhythmus aus Farbe und Helldunkel entstand. Im Titel figurieren oft Begriffe wie Harmonie oder auch Klang und bezeichnen so den musikalischen Charakter dieser farbigen Meisterwerke auch in Klees Verständnis.[17]

Ein Beispiel aus der Weimarer Zeit ist *Harmonie in Blau und Orange (nur Vierecke)* (Abb. S. 56). In dem Hochformat entwickelt sich aus braunen Farbtönen eine Steigerung über Orange zu Hellrot, die von kühlen grauen bis blauen Farben kontrastiert wird. Die *Harmonie aus Vierecken mit Rot, Gelb, Blau, Weiß und Schwarz* (Abb. S. unten) ist noch reicher an farbigen Kombinationen. Durch die Nuancierung und Abmischung aller beteiligten Grundfarben untereinander und mit Schwarz und Weiß entsteht eine harmonische Ausgewogenheit aller Teile, ohne daß sich ein bestimmter Farbton hervordrängt. In der Konzentration auf einzelne Akzente und Farbfolgen entfalten sich jedoch subtile Bezüge und Farbreihen mit sich aufhellenden oder verdunkelnden, sich erwärmenden oder abkühlenden Bewegungen. Die verschiedenen Farbstufen wirken wie Akkorde in der Musik zu einem harmonischen Gesamtklang zusammen, wobei die Farbstimmungen analog zu Dur- und Moll-Tonarten verstanden

Harmonie aus Vierecken mit Rot, Gelb, Blau, Weiß und Schwarz, 1923/238, Öl auf grundiertem Karton; originaler Rahmen, 83,4 × 64,5 cm, Paul-Klee-Stiftung, Kunstmuseum Bern, Inv. Nr. B 9

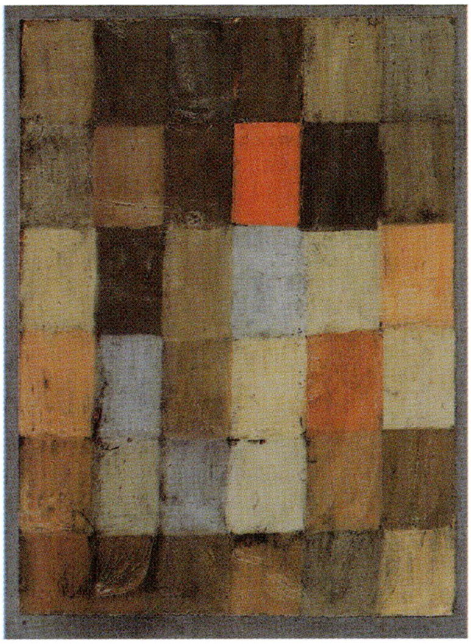

werden können. Die reiche Orchestrierung der Farbtöne läßt sich als Ganzes sehen, das Auge kann aber auch einzelne farbige Melodien abtasten und in unterschiedliche strukturale Rhythmen zerlegen. Beispiel für eine rein lineare Bearbeitung des strukturalen Grundmusters zeigt *Rhythmen einer Pflanzung* (Abb. unten), in dem die Felder durch verschiedene ornamentale Zeichenfolgen wie auch durch wechselnden Farbklang zwischen Hell-Dunkel und Warm-Kalt belebt sind. *Variationen* (*Progressives Motiv*) (Abb. rechts) zeigt in Lage und Dichte rhythmisch wechselnde Parallelschraffuren in einem Rastersystem, das mit hellen Farbnuancen unterlegt ist.

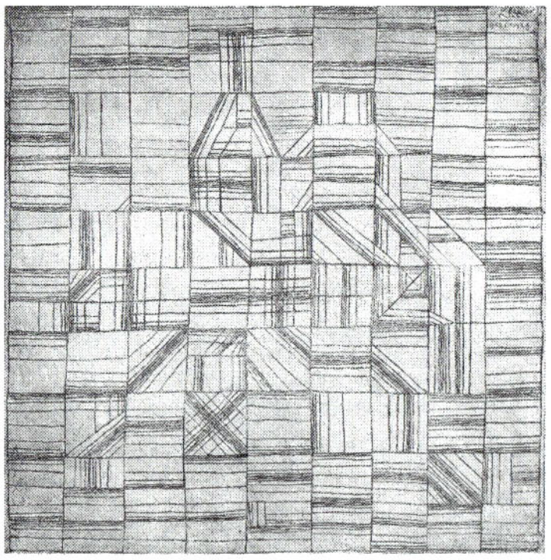

Variationen (Progressives Motiv), 1927/299 (O 9), Öl- und Wasserfarben auf Leinwand, 40,7 × 40 cm, The Metropolitan Museum of Art, New York, Berggruen Klee Collection, Inv. Nr. 1984.315.48

Das rhythmisch aktivierte, strukturale Netzwerk von Quadraten läßt sich jedoch ganz ohne Zuhilfenahme von linearen Elementen durch Farbsteigerungen oder Farbwechsel ›individualisieren‹ und entspricht so der von Klee anvisierten malerischen Umsetzung bildnerischer Gesetzmäßigkeiten.

Herausragend ist *Alter Klang* (Abb. S. 59), eine quadratische Tafel, in der sich die Farbwirkung aus sonoren dunklen Farben zu einem Crescendo heller leuchtender Farbtöne steigert, wobei der pastose Auftrag auf schwarzem Grund und die deutliche Faktur das Kostbare dieses Tafelbildes unterstreichen.

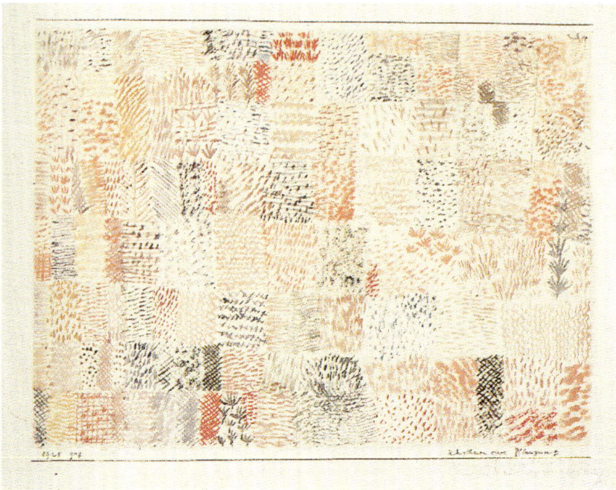

Rhythmen einer Pflanzung, 1925/78 (QU 8), Aquarell auf Papier, 23 × 30,5 cm, Musée National d'Art Moderne, Centre Georges Pompidou, Paris, Legs de Nina Kandinsky, Inv. Nr. AM 81-65-878

In der Dessauer Zeit fällt eine Tendenz zur Systematisierung und Geometrisierung dieser Grundfläche auf. *Harmonie der nördlichen Flora* (Abb. S. 59) zeigt eine strenge Proportionierung der Farbfelder, die zusätzlich zur Erhöhung der Farbwirkung schwarz gerahmt sind. Die Bewegungsabläufe werden hier nicht allein durch

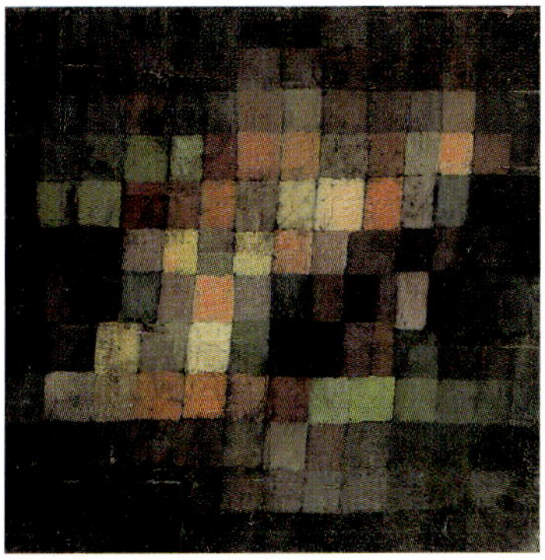

Alter Klang, 1925/236 (X 6),
Öl auf Karton, 38 × 38 cm,
Öffentliche Kunstsammlung Basel,
Inv. Nr. G 1960.25

Zunahme der Buntwertigkeit zur Bildmitte hin veranschaulicht, sondern auch durch den Wechsel der Größenverhältnisse. Bei der Farbgebung des Bildes ist auffällig, daß nur Gelb als reine Primärfarbe vorkommt, Blau und Rot nur in sekundären Mischungen von Orange bis Braunrot und Violett, sowie ein helles Grün. Diese Farbwahl umfaßt Zweidrittel des farbigen Bereichs auf der Farbkugel, nämlich den Bereich von Grün über Gelb, Orange, Rot zu Violett, unter Einbeziehung der polaren Bewegungen. Damit sind fünf Hauptrichtungen angesprochen, in der sich eine reinbunte Farbe auf der Farbkugel bewegen kann:

Farbe als Helldunkel, Farbe diametral (komplementär), Farbgänge in Richtung der Kreisperipherie nach rechts oder links, also »Gänge durch die Totalität der Farbordnung mit Einschluß des diametralen Grau und zuletzt noch verbunden mit der Skala von Schwarz nach Weiß!«[18]

Gerade durch die fehlende Blau-Komponente wird das Auge zur Ergänzung angeregt und gewinnt so im

Harmonie der nördlichen Flora,
1927/144 (E 4), Öl auf Karton,
41 × 66 cm, Privatbesitz (Schweiz)

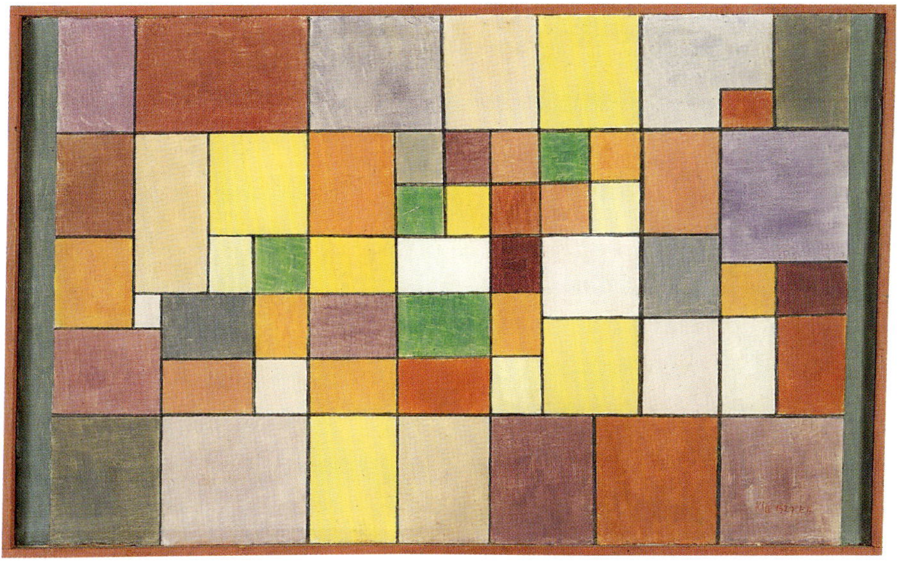

»tätigen Sehen« den vollen Umfang der farbigen Totalität. Das für Klee wesentliche zeitliche Moment wird durch die Anordnung der Farben in Bewegungen nachvollziehbar. Zudem wird damit auch die von Klee implizierte Verwandtschaft des bildnerischen Ausdrucks mit musikalischen Formen angesprochen.

Zu den strengeren Variationen der Quadratbilder gehört auch *Farbtafel (auf maiorem Grau)* (Abb. rechts). Auf dreißig nahezu gleichgroßen Quadratfeldern umspielt Klee den sonoren Dreiklang Schwarz, Weiß, Grau durch tonal über ›maiorem‹ Grau abgestufte Farbwerte, die zusätzlich in warme und kalte Stufen unterteilt sind. Ein helles Gelbweiß dient als Meßpunkt der tonalen Werte, denen Klee eine eigenständige, auch musikalisch empfundene Spannung einräumt:

»Grosse Spannweite von Pol zu Pol verleiht einer Handlung tiefes Ein- und Ausatmen, das bis zum keuchenden Ringen wandlungsfähig ist. Geringe Spannweite dämpft die Atemzüge bis zum sotto voce ab. Es wird hier nur geflüstert, um grau herum. Oder man hebt sich über diese Lage zu den Violinen, oder man sinkt unter sie zu den Violincelli.«[19]

In einer anderen Gruppe verschiebt Klee die Felderstruktur gegeneinander und erzeugt durch eine strengere Gliederung einen taktartigen Rhythmus. *Rhythmisches, strenger und freier* (Abb. S. 61) zeigt in horizontaler Reihung einen rhythmischen Wechsel von schwarzen und rotbraunen bzw. grauen und hellblauen Feldern. In vertikaler Richtung erfolgt der Wechsel der beiden Farbreihen, wobei die Felder gegeneinander verschoben sind. Nur in den unteren zwei Reihen erfüllt sich jedoch die strenge strukturalrhythmische Folge. Ab der dritten Reihe beginnen die farbigen Rechtecke zu kippen, wodurch eine schwankende Hin- und Herbewegung entsteht. Die Felder werden individuell größer, die Farbfolge wird durch

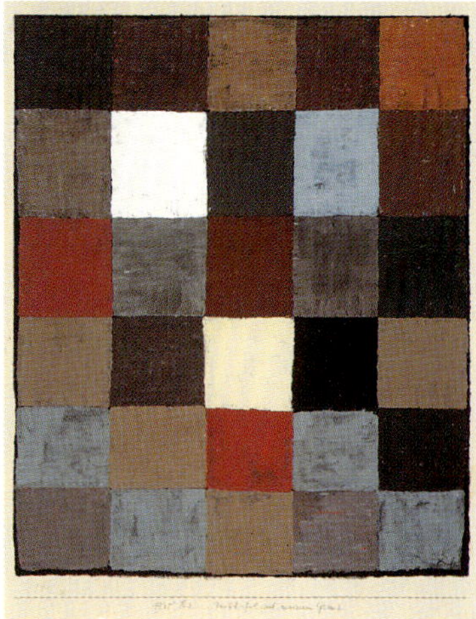

Farbtafel (auf maiorem Grau), 1930/83 (R 3), Pastell auf Papier, 37,7 × 30,4 cm, Paul-Klee-Stiftung, Kunstmuseum Bern, Inv. Nr. F 73

Rhythmisches, 1930/203 (E 3), Öl auf Leinwand, originaler Rahmen, 69,6 × 50,5 cm, Musée National d'Art Moderne, Centre Georges Pompidou, Paris, Inv. Nr. AM 1984–356

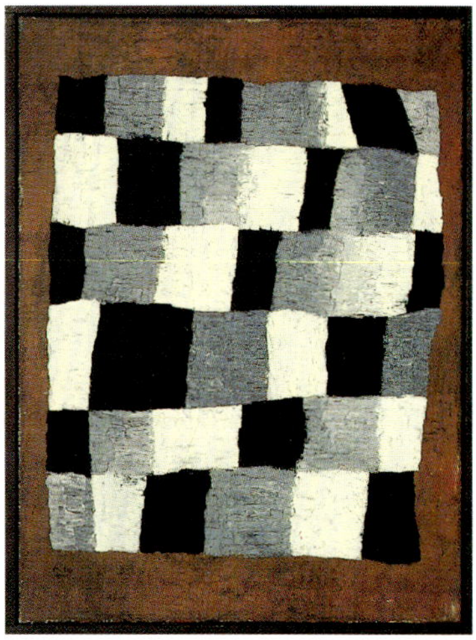

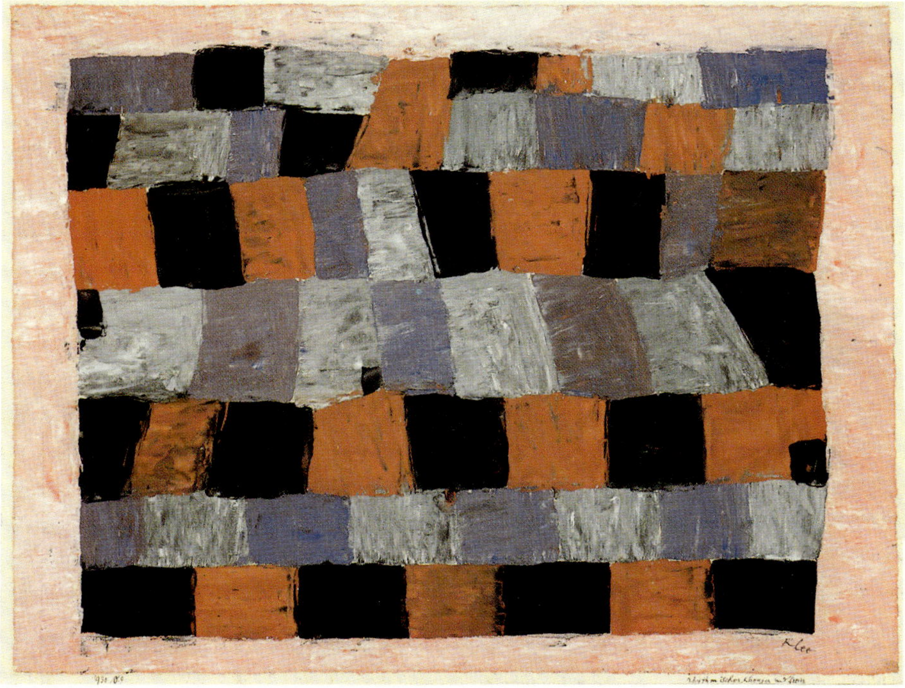

Rhythmisches, strenger und freier, 1930/59 (O 9), Kleisterfarben auf Papier, 47 × 61,5 cm, Städtische Galerie im Lenbachhaus, München, Inv. Nr. G 16155

Einfügen kleiner schwarzer Quadrate gestört, der pastose Pinselstrich wird noch unregelmäßiger. Diese ›Störungen‹ des Systems lassen sich als Modifikationen einer Taktstruktur begreifen, ohne daß der Gesamtzusammenhang verlorengeht. Die Betonung des Pinselstrichs in diesen ›Rhythmusbildern‹ (siehe auch *Rhythmisches,* Abb. S. 60) weist auf den am Bauhaus wichtigen Begriff der ›Faktur‹ hin, den Klee wohl von Moholy-Nagy übernahm. In seiner eigenen Formlehre verband er ihn mit dem Begriff Rhythmus ›facturale Rhythmen‹. Die verschobene Schichtung der Farbfelder erinnert an den Vorgang des Bauens bzw. Mauerns, der durch den Pinselstrich betont wird; der Wechsel der Farbgebung innerhalb der Schichtung entspricht einem dreitaktigen Rhythmus, wie Klee ihn in seinen Unterrichtsnotizen beschreibt.

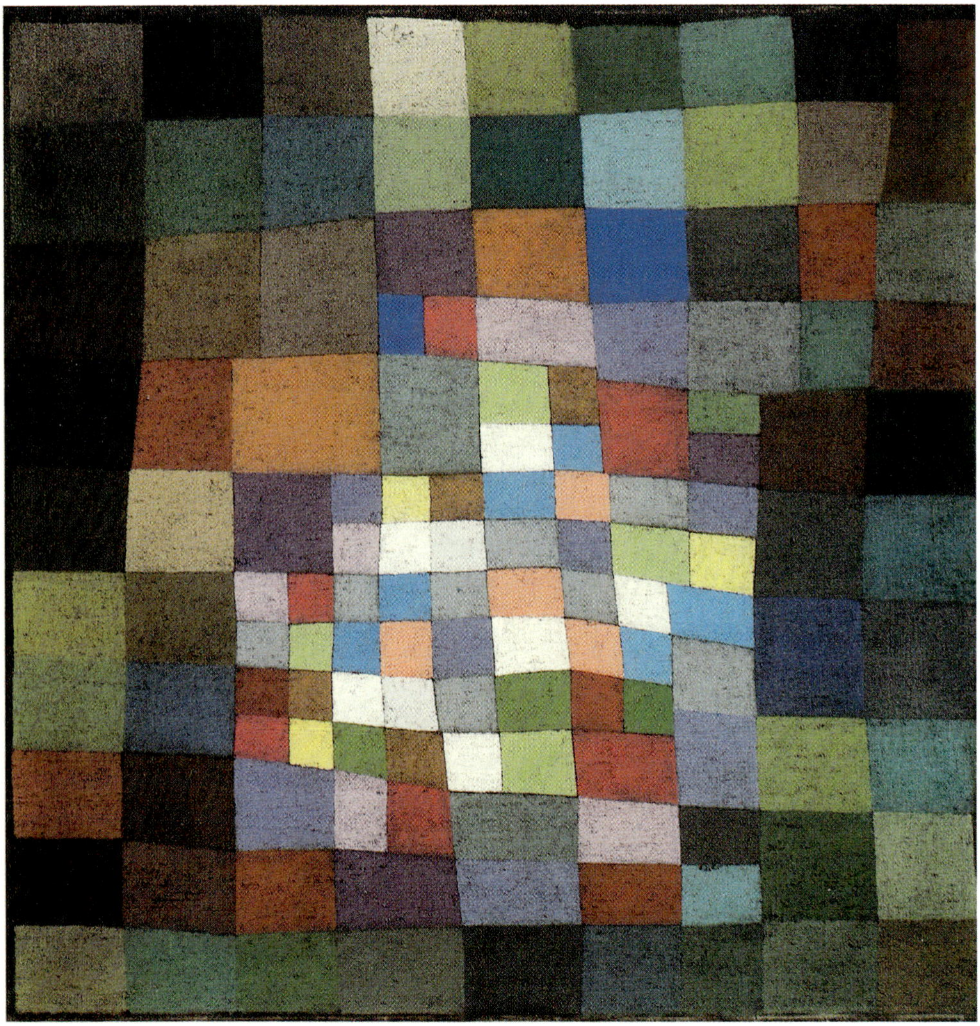

Bis ins Spätwerk finden sich hervorragende Beispiele für diese malerische Bildgattung. In *Blühendes* (Abb. oben) sind die Farbfelder nicht verschoben, sondern in einer wellenförmigen Bewegung und in wechselnden Proportionen dargestellt und vermitteln so den im Titel angezeigten Bezug zu naturhaftem Wachstum. *Neue Harmonie* (Abb. S. 63) zeigt diese

Blühendes, 1934/199 (T 19), Öl auf Leinwand, 81 × 80 cm, Kunstmuseum Winterthur, Legat Clara und Emil Friedrich-Jezler

Neue Harmonie, 1936/24 (K 4), Öl auf Leinwand, 93,6 × 66,3 cm, The Solomon R. Guggenheim Foundation, New York, Inv. Nr. 71.1960

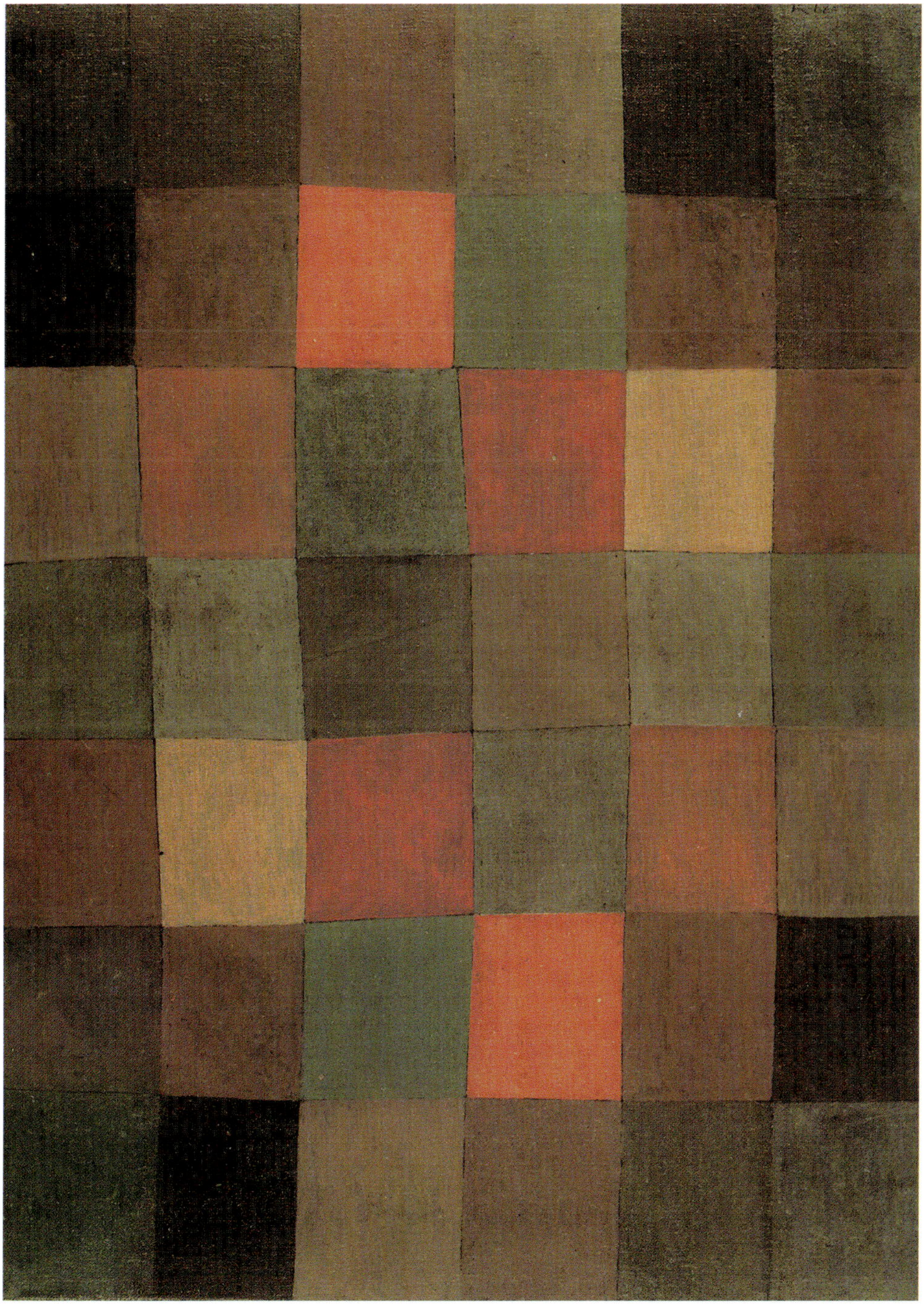

Felderbewegung wie ein sanftes Schaukeln und Schwingen, das durch die Folge von dunkel-getrübten, grauen und reinbunten Farben eine spielerische Leichtigkeit ausstrahlt. Noch im Todesjahr malt Klee ein leuchtendes Quadratbild mit dem Titel *Glas-Fassade* (Abb. unten). Durch Spiegelungen und Drehungen wird ein einfaches Kompositionsmuster vielfältig abgewandelt. Die hellen transparenten Farben (Wachsfarben) bewirken in der komplementären Verknüpfung von Rot-Grün und Blau-Orange mit tonalen Überleitungen ein funkelndes Spiel von farbigen Interaktionen, das zum einen noch einmal an Delaunay erinnert und zum anderen Klees Verständnis der Farbe als ›suggestive Kraft‹ veranschaulicht.

Glasfassade, 1940/288 (K 8) Wachsfarbe auf Jute, 71,3 × 95,7 cm, Paul-Klee-Stiftung, Kunstmuseum Bern, Inv. Nr. B 39

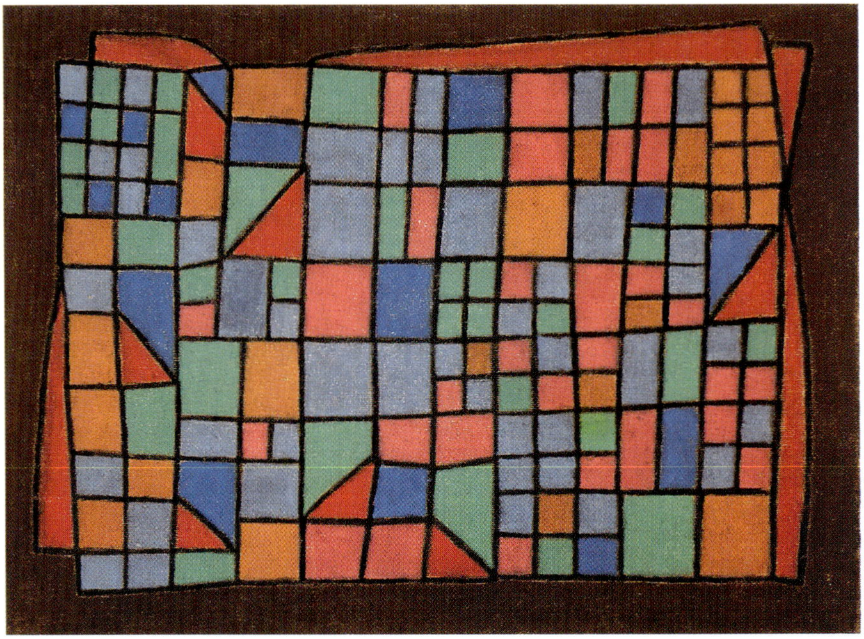

»Ad Parnassum«
Polyphone Malerei

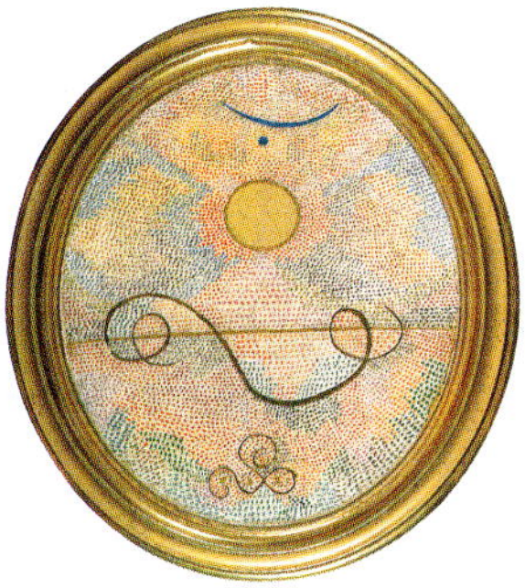

Am Ende seiner Bauhauszeit malte Klee eine Reihe von Bildern mit transparenten und sich überlagernden Farbschichten, die er öfters mit dem Begriff ›Polyphonie‹ bezeichnete, der in der Musik für das gleichzeitige Erklingen mehrerer selbständiger Themen verwendet wird.

Was Klee an dieser Kompositionsmethode aus der Musik des 18. Jahrhunderts interessierte, notierte er bereits am 17. Juli 1917 in sein Tagebuch:

»Die einfache Bewegung kommt uns banal vor. Das zeitliche Element ist zu eliminieren. Gestern und morgen als Gleichzeitiges. Die Polyphonie in der Musik kam diesem Bedürfnis einigermaßen entgegen. (...)

Die polyphone Malerei ist der Musik dadurch überlegen, als das Zeitliche hier mehr ein Räumliches ist. Der Begriff der Gleichzeitigkeit tritt hier noch reicher hervor.«[1]

Klee überträgt diesen Begriff nun seit den 30er Jahren auf die bildnerische Gestaltung zur Bezeichnung einer besonders komplexen Komposition aus mehreren, sich gegenseitig durchdringenden und ergänzenden Bewegungen formaler Elemente.

»Denn die Gleichzeitigkeit mehrerer, selbständiger Themen ist eine Sache, die nicht nur in der Musik sein kann, wie alle typischen Dinge nicht nur an einem Ort gelten, sondern irgendwo und überall verwurzelt sind, organisch verankert.«[2]

Was Klee selbst unter »polyphoner Malerei« verstand, geht aus den Notizen zu seinem Bauhaus-Unterricht hervor: Durch Überlagerung verschieden strukturierter Flächen entsteht eine bildnerische ›Vielstimmigkeit‹, ein Zusammenklang der bildneri-

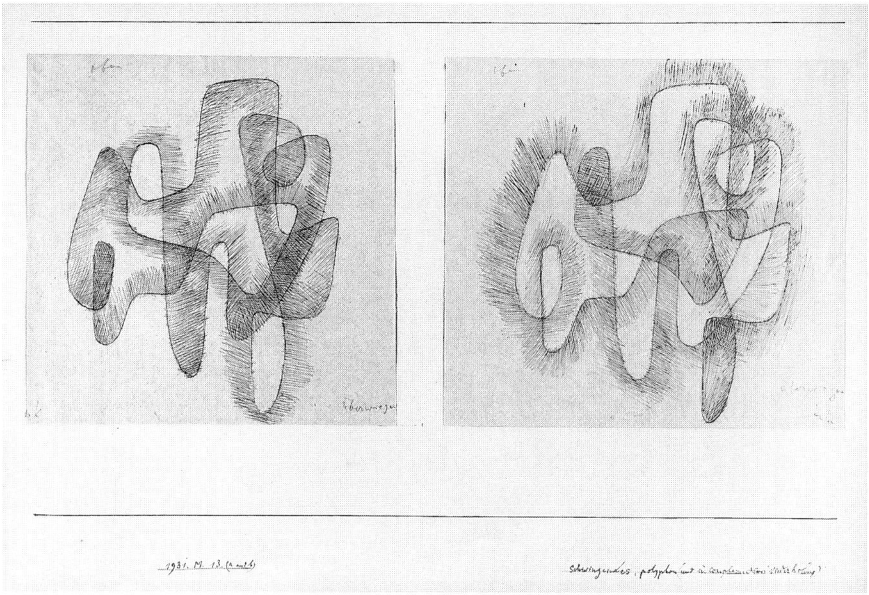

Schwingendes, polyphon (und in komplementärer Wiederholung), 1931/73 (M13), Tinte auf Papier, zweiteilig, 21 × 21,3 cm und 21 × 22,8 cm, Paul-Klee-Stiftung, Kunstmuseum Bern Inv.Nr. Z 792

schen Mittel, wobei der Farbe besondere Bedeutung eingeräumt wird.

Zur Veranschaulichung analysierte Klee drei- oder vierstimmige (bildnerische) Polyphonien nach ihren einzelnen Stimmen, die sich in Farbgebung oder in graphischen Strukturen unterscheiden lassen. Häufig überkreuzte und verknotete er eine kontinuierliche Linie in einem Zug mehrmals, wobei vom Liniengeknäuel ausgesparte Teilstücke durch Schraffuren und Schattierungen entweder ›positiv-innenräumlich‹ oder ›negativ-außenräumlich‹ betont werden können, wie *Schwingendes, polyphon (und in komplementärer Wiederholung)* zeigt (Abb. oben).

Es besteht aber auch die Möglichkeit gegenständlicher Festigung, wenn Klee dem verschlungenen Liniengebilde durch einige Zeichen das »gegenständliche Ja-Wort« gibt, wie es in *Engelshut* oder dem bekannteren *Kleiner Narr in Trance* (Abb. S. 67) der Fall ist, für Klee ein Paradebeispiel für das »Übereinanderlegen von momentgefaßten Bewegungen«.[3]

Das Spiel der fortlaufenden Linie wird vom Betrachter als zeitlicher Prozeß nacherlebt, so wie es Klee bereits in der ›Schöpferischen Konfession‹ als Grundlage seines Kunstbegriffs erkannt hatte:

»Dem gleich einem weidenden Tier abtastenden Auge des Beschauers sind im Kunstwerk Wege eingerichtet. (...) Das bildnerische Werk entstand aus der Bewegung, ist selber festgelegte Bewegung und wird aufgenommen in der Bewegung (Augenmuskeln).«[4]

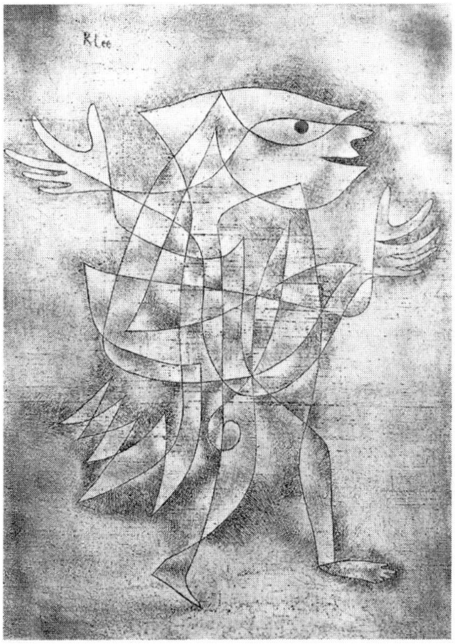

Kleiner Narr in Trance, 1929/46 (N 6), Öl- und Wasserfarbe auf Leinwand, originaler Rahmen, 50 × 35,5 cm, Wallraf-Richartz-Museum, Köln

In späteren Zeichnungen treten anstelle der geschlossenen Linie mehrere in sich geschlossene Züge und sich überlagernde Flächen, in denen die polyphone Simultaneität noch vielfältiger zum Ausdruck kommt. *Dynamisch-polyphone Gruppe* (Abb. S. 68) zeichnet sich durch eine reiche vielfarbige Stimmführung aus. Weich gewundene, von Schraffuren umzogene Formen verdichten sich zu einem freien malerischen Gebilde. In *Polyphon-Bewegtes* (Abb. S. 68) durchdringen sich zwei Farbflächen zu einer mehrstimmigen Polyphonie. Schwarze, rote und blaue Linien ziehen ihre Bahn um Fixpunkte wie Planeten um ihre Sonnen, eine kosmische Konstellation der bildnerischen Grundelemente Punkt, Linie und Fläche.

Klee blieb jedoch bei dieser mehr unbewußt gleitenden polyphon-rhythmischen Zeichnung nicht stehen. Gerade die Farbe war als ausdrucksstarkes Bildmittel geeignet, den Qualitätssprung von einfachen ›Homophonien‹ zu ›höheren Polyphonien‹ zu leisten. Zunächst legte Klee in der meisterhaft beherrschten Aquarelltechnik einige Blätter in mehrfa-

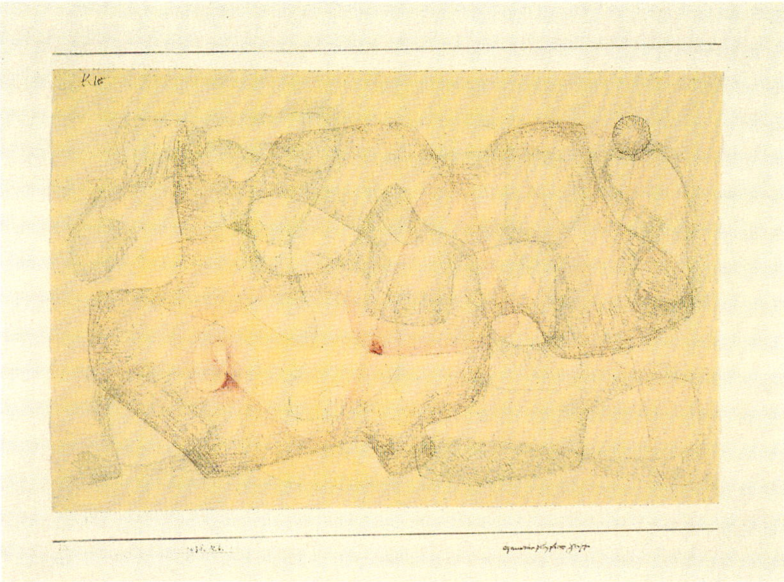

cher Schichtung an, wozu das bereits erwähnte Aquarell *Polyphon gefaßtes Weiß* (Abb. S. 49) gehört. Bis zu acht farbige Pläne überlagern sich bei dieser Aquarell-Gruppe zu einer lichtvollen Erscheinung von großer Tiefe und Transparenz. Die Stufenschichtung geht auf frühere Aquarelle der Weimarer Zeit (Farbstufungen) zurück, erhält aber hier durch die Winkelzeichnung

Dynamisch-polyphone Gruppe,
1931/66 (M 6),
Fettkreiden
auf Papier,
31,5 × 48 cm,
Privatbesitz
(Schweiz)

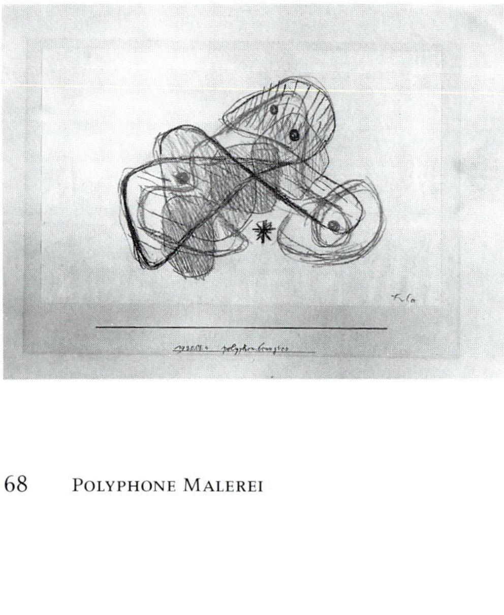

Polyphon-Bewegtes,
1930/274 (OE 4),
Fettkreiden auf Papier,
20,9 × 32,9 cm,
Paul-Klee-Stiftung,
Kunstmuseum Bern,
Inv. Nr. Z 755

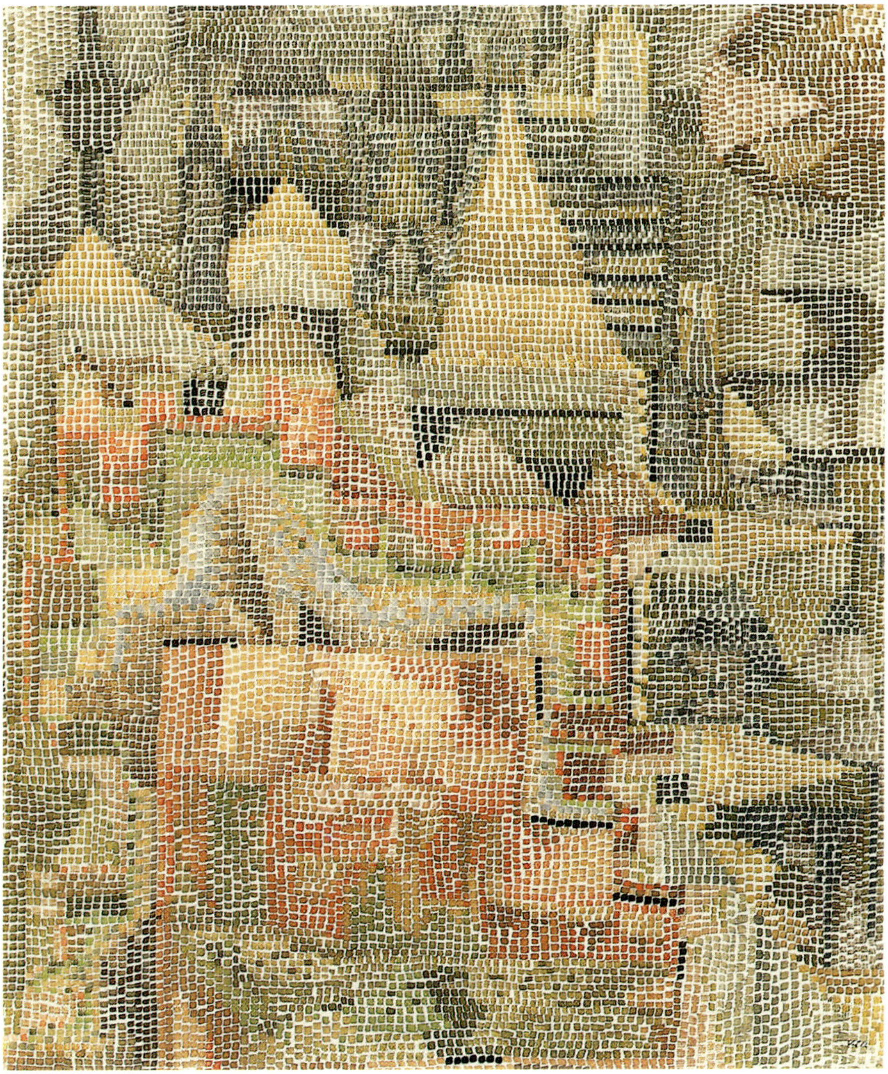

Schloßgarten, 1931/152 (R 12), Öl auf Leinwand, 67,2 × 54,9 cm, The Museum of Modern Art, New York, Sidney and Harriet Janis Collection Fund

eine größere Strenge und Klarheit, vergleichbar etwa mit architektonischen Grundrißzeichnungen.

Ein weiteres subtiles Gestaltungsmittel entdeckte Klee im »sogenannten Pointillieren«, von ihm auch »divisionistisches Malverfahren« genannt.[5] Ein wolkig angelegter oder in Rechtecke unterteilter Farbgrund

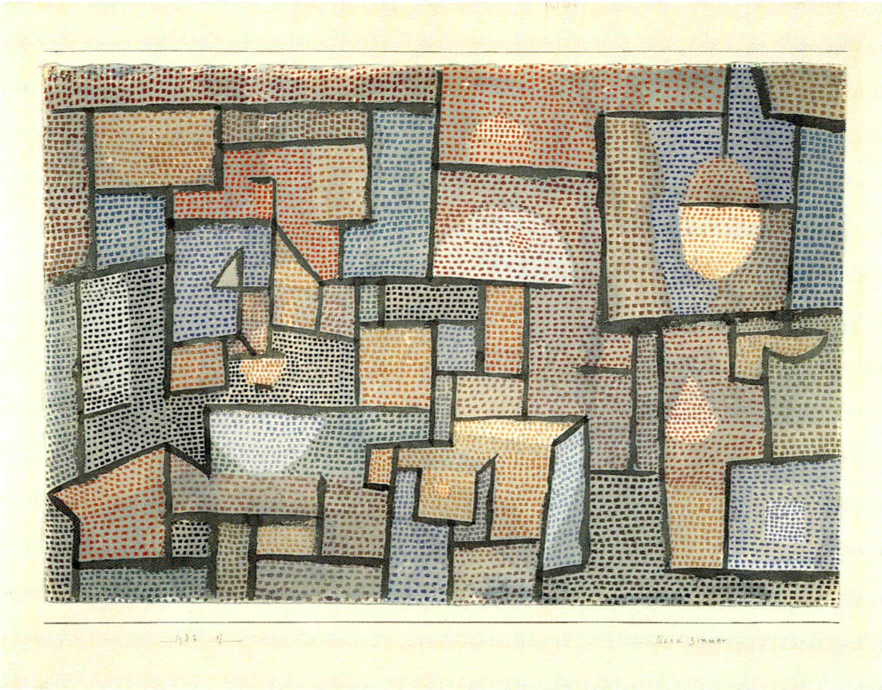

wird von einem Raster dichter, farbig kontrastierender Tupfen überzogen. Das Bild erhält dadurch Tiefe und Transparenz und durch den Kontrast von Farbfeld und Punktsaat zudem größtmögliche Lichtfülle.

Nordzimmer, 1932/17,
Aquarell auf Papier,
37 × 55 cm,
Paul-Klee-Stiftung,
Kunstmuseum Bern,
Inv. Nr. F 85

Frühe Bilder in dieser Technik, wie *Schloßgarten* (Abb. S. 69) gehen in der mosaikartigen Durchgliederung auf Klees Untersuchungen zu einem »dynamischen strukturalen Rhythmus« zurück und den daraus folgenden Mosaikstudien. Anregend fand Klee eine Schülerarbeit aus quadratischen Papierstücken, die eine Dynamik von Hell nach Dunkel und eine Rhythmisierung nach bestimmten Farbkomplexen aufwies. So »entstand ein höchst dynamisches Individuum aus Farben auf einem tonal-dynamischen strukturalen Rhythmus«.[6]

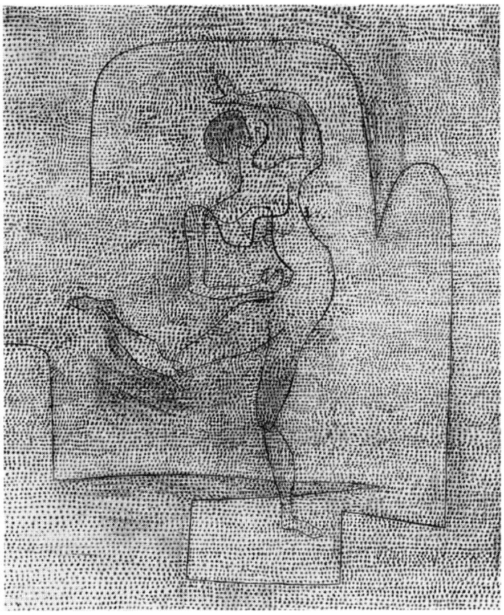

Tänzerin, 1932/271, (X 11), Öl auf Leinwand, 66 × 56 cm, Galerie Beyeler, Basel

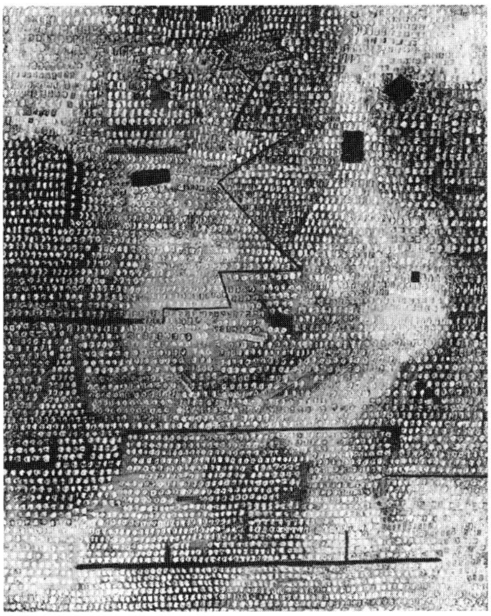

Aufgehender Stern, 1931/230, (V 10), Öl auf Leinwand, 63 × 50 cm, Privatbesitz

Bleiben in den Mosaikstudien die graphischen Mittel weitgehend ausgespart, so werden in späteren pointillistisch-polyphonen Bildern oft Linienzüge eingebunden, aus denen Figurales entstehen kann. In *Nordzimmer* (Abb. S. 70) wird die in unregelmäßigen Tupfen angelegte Punktesaat durch schwere balkenartige Striche in verschieden große Flächen unterteilt, die der ganzen Komposition den Eindruck eines Grundrisses verleihen. Den Punkten unterlegte Aufhellungen in der farbigen Grundierung verstärken die gegenständliche Wirkung lichterfüllter Zimmerabschnitte.

Die *Tänzerin* (Abb. oben) entsteht aus einem einheitlichen Linienfluß auf einem aus unregelmäßigen Pinseltupfen bestehenden Untergrund. Umfangen wird die Tänzerin von einer zweiten Linie, die sie sowohl bühnenartig heraushebt als auch an die Bildfläche bindet.

Dampfer und Segelboote vereint sogar zwei verschiedene, der Musik entlehnte Kompositionsmethoden: Aus Dirigierbewegungen gebildete Boots- bzw. Segelformen (s. oben zu den Schiffsbildern) schweben auf einer gleichmäßig aufgestempelten mosaikartig wirkenden Grundfläche. Andere Bilder, wie *Aufgehender Stern* (Abb. unten) bleiben abstrakter, in der Linienführung offener und im Punkteraster weniger diszipliniert. Sie zeigen aber dennoch Klees Streben nach einer polyphonen Vereinigung von Liniengebilde, Punktsystem und Farbe zu einer vielstimmigen, aber zusammenhängenden Einheit.[7]

Von höchster bildnerischer Reife und gleichzeitig stärkstem Ausdrucksgehalt zeugt

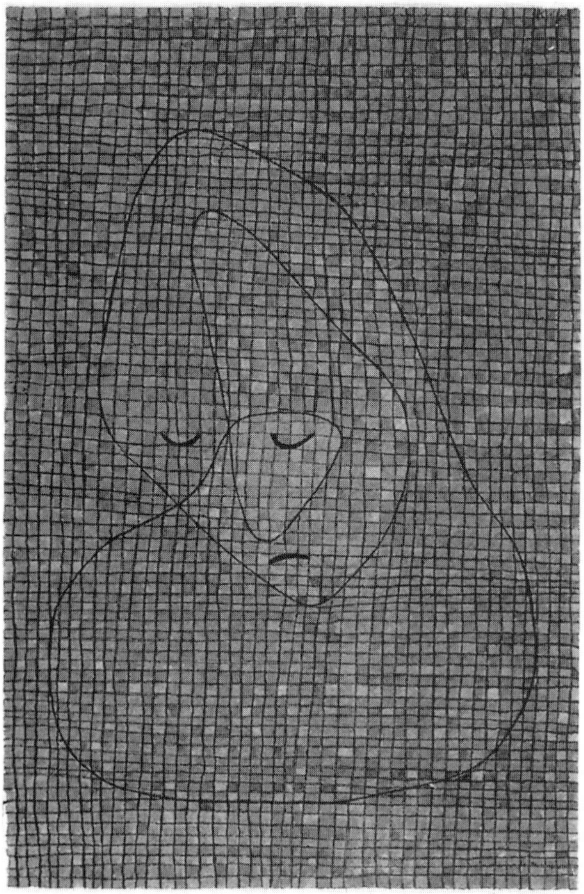

Trauernd, 1934, 8 (8), Aquarell und Tusche auf Papier, 49 × 32,1 cm, Paul-Klee Stiftung, Kunstmuseum Bern, Inv. Nr. F 99

die Verknüpfung linearer Elemente mit dem Rastersystem in dem Aquarell *Trauernd* (Abb. oben), das Klee seiner Frau 1934 schenkte, sicher auch ein (seltener) Hinweis auf Klees psychische Verfassung nach der Emigration in die Schweiz.

Auf einem feinen quadratischen Netz zeichnete Klee in einem Zug eine kopfähnliche Figuration, die durch drei ›Fermaten‹ zu einem Gesicht ergänzt wurde. Mit feinen tonalen Übergängen zwischen Blau und

Ranke, 1932/29 (K 9), Öl mit Sand auf Holz, 39,5 × 34,5 cm
Privatbesitz (Schweiz)

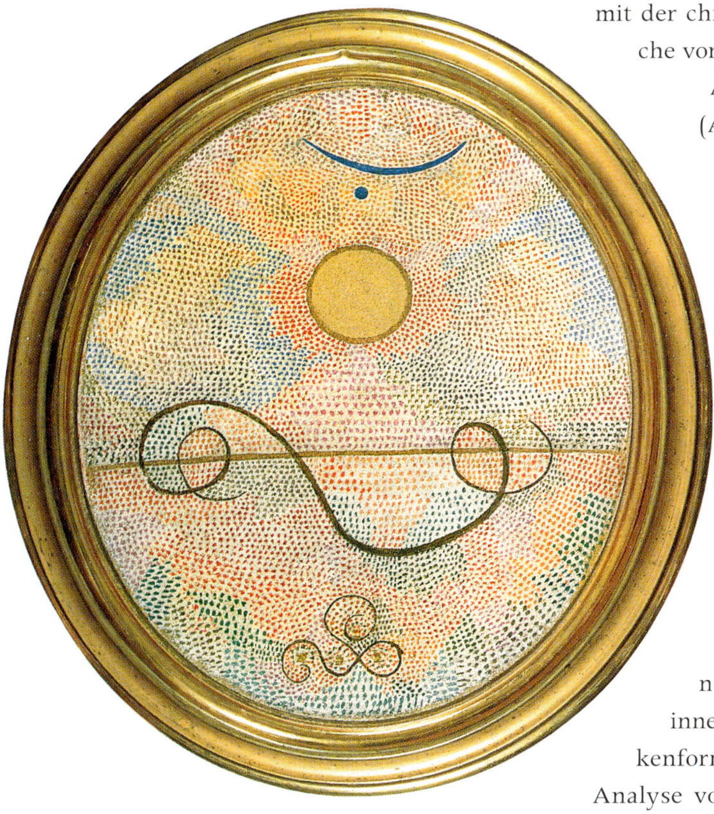

Orange wurde dann das dividuelle Raster belebt und die insgesamt melancholische Ausstrahlung des Blattes unterstützt. Die kräftige, selbstbewußte Linienführung weist auf das Spätwerk mit der chiffreartigen Zeichensprache voraus.

Auch das Ovalbild *Ranke* (Abb. links) vermittelt einen emotionell-lebhaften Ausdruck, obwohl die Linienzüge kein Gesicht bilden. Doch strahlen die auf den Punkten sinnfällig verteilten Linien sowie der gelbe Kreis in der oberen Bildhälfte eine Präsenz aus, die an Kandinskys Vorstellung vom »klingenden Kosmos« aus den gereinigten bildnerischen Elementen erinnert. Die titelgebende Rankenform geht wohl auf Klees Analyse von »strukturalen Rhythmen« am Bauhaus zurück.

»In diesem Fall kann man von einer zweistimmigen Führung sprechen, wobei das individuelle Thema von dem strukturalen Thema nicht repetierend geschnitten wird, sondern nur dann und wann, nicht einmal in jedem Gliede. Man kann also dem strukturalen Thema eine gewisse Selbständigkeit nicht absprechen.«[8]

Unendlich feinere Gliederungen schafft Klee jedoch durch die Kombination von Quadratbild und Punktesaat. In *Polyphonie* (Abb. S. 74) werden gleich-

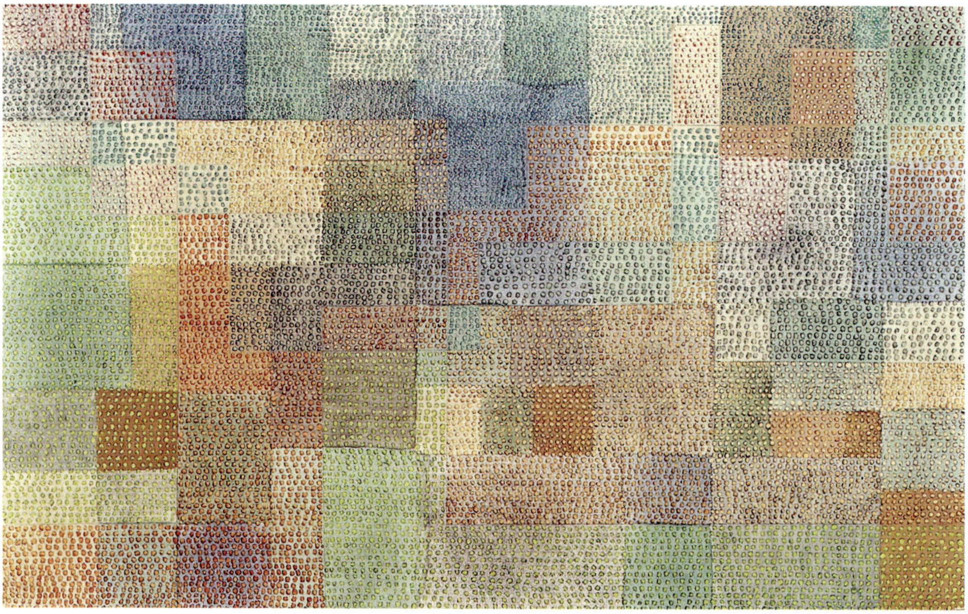

Polyphonie, 1932/273 (X13), Öl auf Leinwand, 66,5 × 106 cm, Öffentliche Kunstsammlung, Kupferstichkabinett Basel, E. Hoffmann-Stiftung, Inv. Nr. H 1935.4

farbige Tupfen zu fest umrissenen Feldern zusammengefaßt und heben sich dadurch kontrastreich von der Grundfläche ab. Dem Schachbrettsystem in blauen und grünen Tönen wird ein zweites autonomes Bezugsfeld gegenfarbiger horizontaler Punktereihen überblendet. In der simultanen Zusammenschau durchdringen sich beide Ordnungen zu einen mehrstimmig klingenden Farborganismus. Die schwebende, lichthaltige Wirkung wird hier durch eine besondere Technik verstärkt: Klee trägt zunächst ein Mosaik aus Tupfen in Deckweiß auf und lasiert es dann in verschiedenen Aquarellfarben.

Ebenso subtil verfährt Klee in *Frühlingsbild*. Die mosaikartigen Punktzeilen sind durch farbige Gleichstimmung und fest umrissene Zeichnung zu scharf begrenzten Farbbezirken gegliedert, die sich deutlich vom Rastergrund abheben. Zeichnung, Quadratschema und Punktesaat bilden eigenständige Themen, die

– analog zum Kontrapunkt in der Fugentechnik – gegeneinander und zusammen geführt werden.

In diese Reihe gehört auch eine der letzten pointillistisch gemalten Kompositionen, *Das Licht und die Schärfen* (Abb. unten). Im Titel sind die Hauptakteure des Bildes angesprochen: das aus dem divisionistischen Malverfahren gewonnene Farb-Licht und die scharf gezogene Gliederung der Komposition. Lenkt

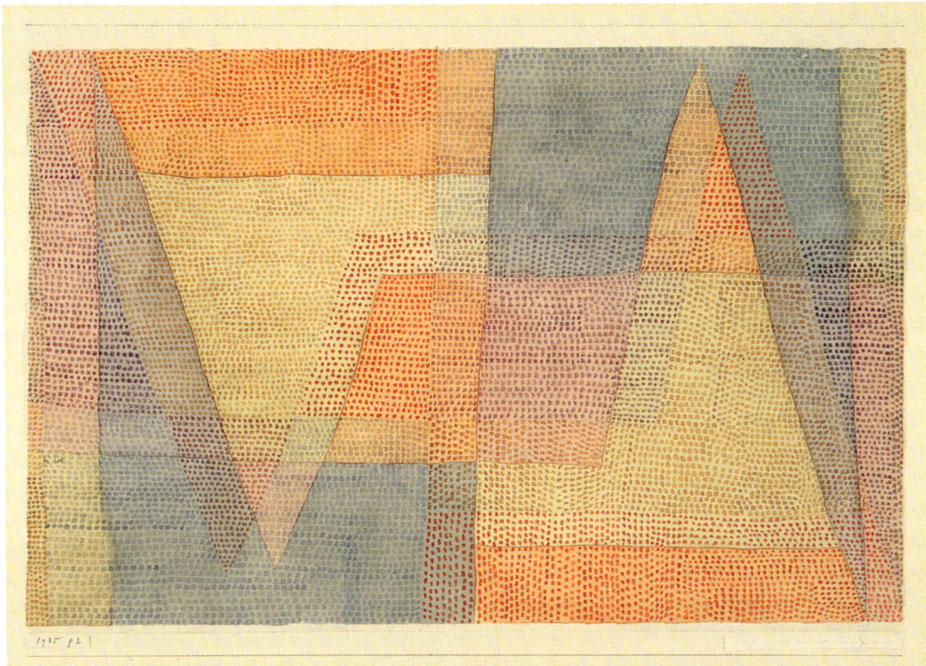

Das Licht und die Schärfen, 1935/102 (P 2), Bleistift und Aquarell auf Papier, auf Karton aufgezogen, 32 × 48 cm, Paul-Klee-Stiftung, Kunstmuseum Bern, Inv. Nr. F 107

man den Blick nur auf die Feldereinteilung, so erkennt man ein Netz aus spiegelsymmetrisch ineinandergefügten Formteilen; das in der Mitte geteilte Bildfeld wird von einer Linienbewegung in einem vierteiligen Rhythmus durchzogen. Sie steigt vertikal vom unteren zum oberen Bildrand, fällt schräg ins untere Viertel des Bildes ab, steigt erneut zum oberen Drittel an und führt horizontal aus der linken Blatthälfte bis an den rechten Bildrand. Dieselbe vierteilige Bewegung wiederholt sich, um 90° gedreht, von rechts nach links. Mit zwei horizontalen Ergänzungslinien links oben und rechts unten ergeben sich aus dieser gedrehten und gespiegelten Konstruktion auf den beiden Blatthälften je acht begrenzte Flächen. Die Farbgebung beschränkt sich auf vier Farbtöne, Rosa, Gelb, Hellblau und Orange, so daß sich jede Farbe innerhalb der 16 Bildteile viermal wiederholt. Jedes Farbfeld auf der rechten Seite findet seine Entsprechung auf der linken Seite, mit Ausnahme der zwei angrenzenden Flächen in der Blattmitte, die farblich differenziert sind, um die Trennung der Felder deutlich zu machen. Mit den Mitteln der Drehung, Spiegelung und Wiederholung knüpft Klee wieder an das musikalische Kompositionsschema der Fuge an, das hier mit dem pointillistischen Punkteraster zu einer ungewöhnlichen ›polyphonen‹ Kompositon vereint wurde.

Ad Parnassum (Abb. S. 76/77) gehört innerhalb der ›divisionistischen‹ Kompositionen sicher zu den vielschichtigsten und wichtigsten Werken Klees. Allein schon durch seine Größe, 100 × 126 cm, ist es das ›opus magnum‹, das Klee am Ende seiner Bauhaus-Zeit wie eine abschließende Zusammenfassung seiner Kunst-Lehre malte.[9]

Über ein Farbfeldraster, das zwischen den komplementären Farbpolen Blau-Orange changiert, sind eng nebeneinanderliegende Punktreihen aufgetragen, die durch die kontrastierende Lasur ein reiches Spiel von Farbnuancen entfalten. Im Unterschied zu anderen Polyphonien sind in diesem Bild auch zeichnerische Elemente vorhanden, die in ihrem offenen Charakter zu unterschiedlichen Deutungen verleiten. Die Assoziation ›Berg‹ erhielt wegen des Titels (*Ad Parnassum*) bisher den Vorzug, und die rote Kreisscheibe wurde meist als Sonne gesehen, obwohl Klee selbst dieses

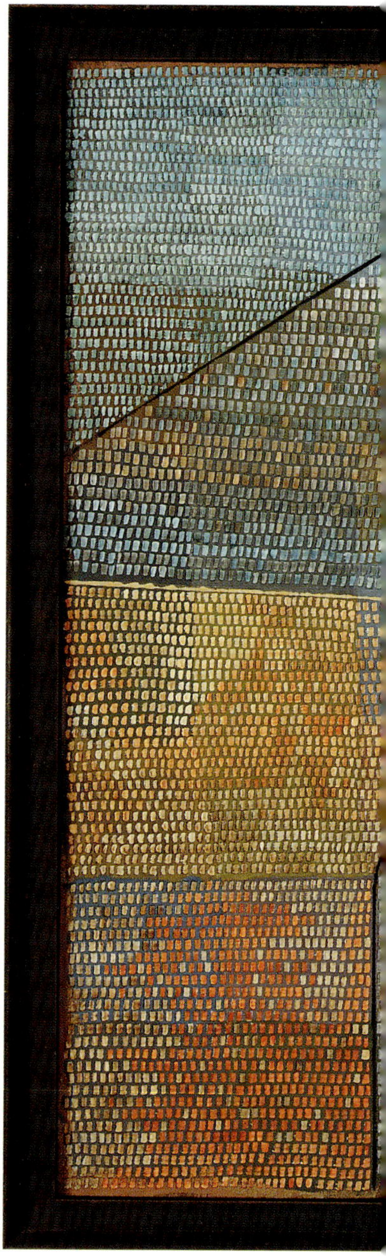

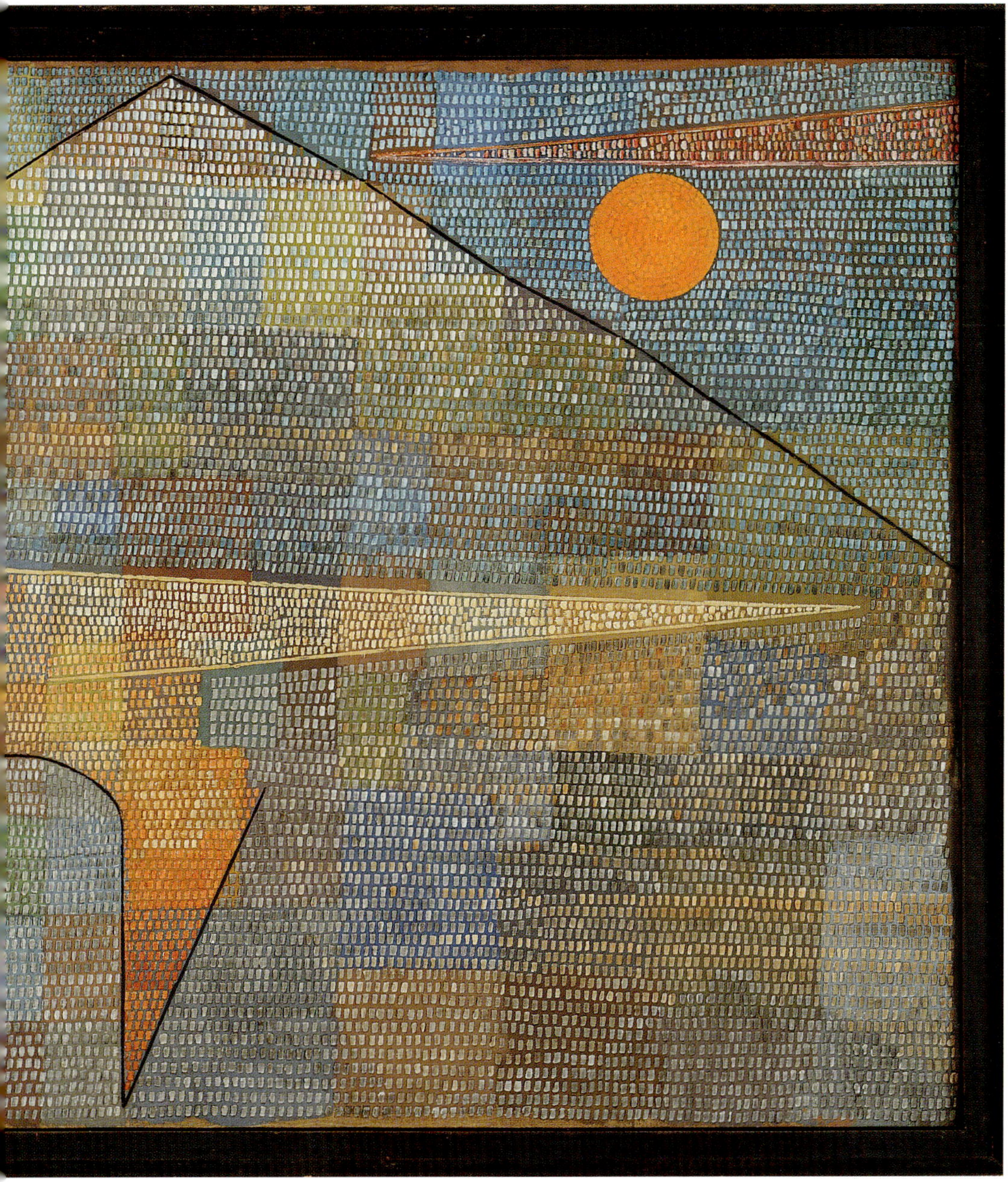

Ad Parnassum, 1932/274 (X 14), Öl auf Leinwand, originaler Rahmen, 100 × 126 cm, Kunstmuseum Bern, Inv. Nr. 1427

Bildelement in den technischen Angaben für das Berner Kunstmuseum, ein Jahr nach Ankauf des Bildes im März 1936, lediglich als ›warmen Kreis‹ bezeichnete. Besonders deutlich wird in *Ad Parnassum*, wie Klee die farbige Kleinteilung über der rechteckigen Struktur einsetzt, um eine Tiefenwirkung zu erzielen, und der gesamten Bildkomposition Dynamik und Bewegung verleiht.

Die reich nuancierte Farbgebung wird überfangen von schweren Linienzügen, deren Bedeutung genauso offenbleiben muß wie die des Bildes insgesamt.

Die landschaftlichen Evokationen, die im Zusammenhang mit Klees Naturerfahrung (Reise nach Ägypten 1928) gesehen werden können, verschmelzen mit den Ordnungsprinzipien der Architektur. Die Linienfigurationen können auf Architektur (Tor und Dach) verweisen, ohne daß Landschaftliches (Weg und Berg) ganz auszuschließen ist. Die ästhetische Leistung des Bildes besteht gerade in dieser Kongruenz verschiedener Interpretationsmöglichkeiten. Das Tor ist zugleich der Weg ins Bild hinein, in die schillernde Räumlichkeit, die allein aus der polyphonen Struktur von Farbfeld und Punktreihe entsteht.

Erfüllt sich die landschaftliche Assoziation vor allem in diesem Aufstieg, der im Titel mit dem Mythos des Parnaß, dem Sitz der Musen, verbunden wird, sowie mit der von der Farbe hervorgerufenen Lichtwirkung, so bleibt doch immer die architektonische Struktur im Aufbau der Farbfelder wirksam.

Klee sah in der polyphonen Malerei die Überlegenheit über alle anderen Künste, da hier raum-zeitliche Dimensionen im Bild flächig dargestellt und anschaulich nachvollzogen werden können. Sein Meisterwerk *Ad Parnassum* bildet die großartige Synthese dieser Bestrebungen. Pate für den Bildtitel stand ein berühmtes Lehrbuch der Musik, ›Gradus ad Parnassum‹ (1725) von Johann Josef Fux, das Generationen von

Musikern in der Technik des polyphonen Satzes unterrichtete.

Ad Parnassum drückt die Zielvorstellung Klees aus, ein »Werk von einer ganz großen Spannweite durch das ganze elementare, gegenständliche, inhaltliche und stilistische Gebiet« zu schaffen: Der Malerei war ja bekanntlich der Sitz auf dem Berg der Musen verwehrt. Für Klee war aber gerade die ›polyphone Malerei‹ durch die ›Gleichzeitigkeit‹ der Themen der Musik überlegen. Mit dem formalen und inhaltlichen Reichtum seiner ›pointillistischen‹ Bilder unternahm Klee den Versuch, die moderne Malerei mit den anderen Künsten und Wissenschaften auf gleiche Stufe zu stellen.

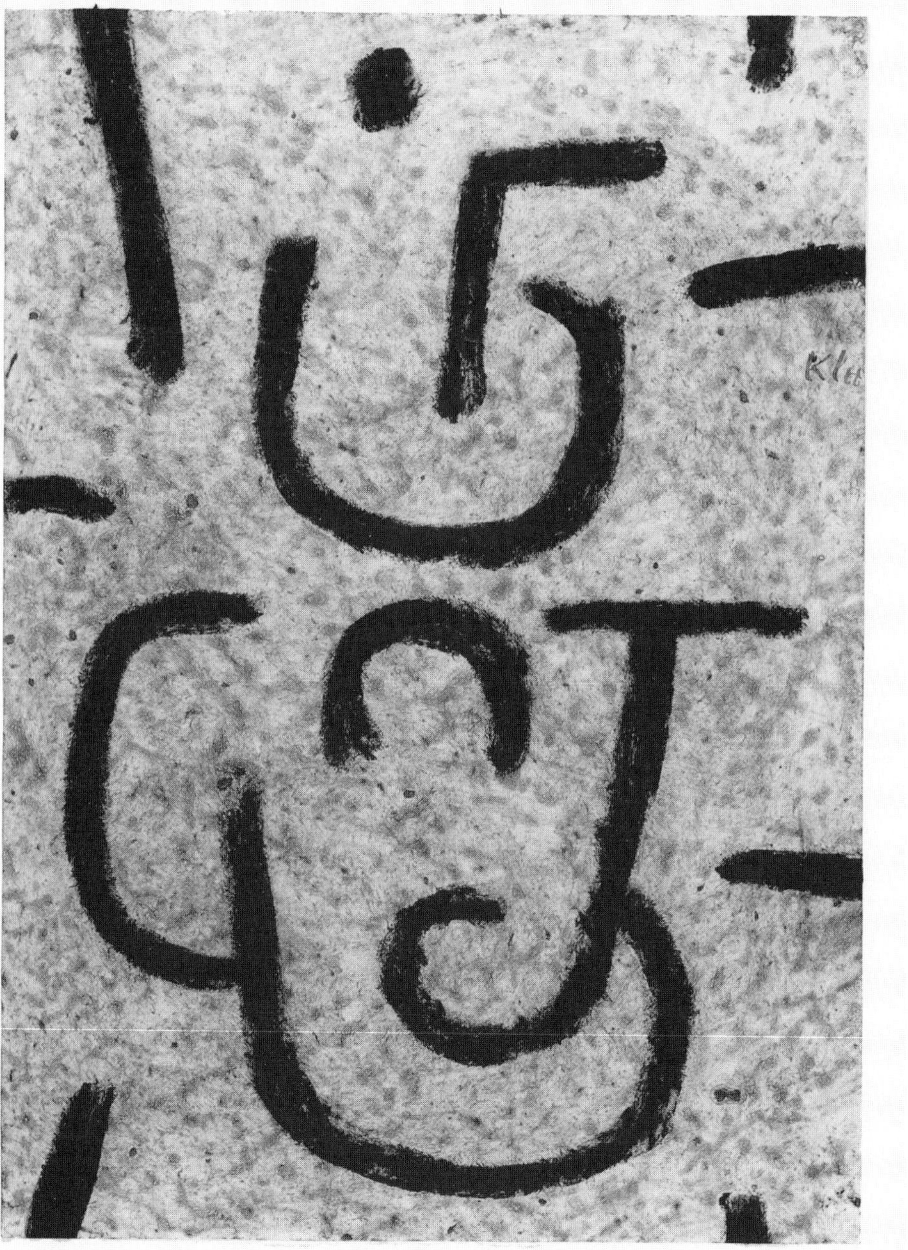
1939 C 18
die Stelle für Waldhorn

»Bewegung liegt allem Werden zugrunde«
Die Rolle der Musik im Spätwerk

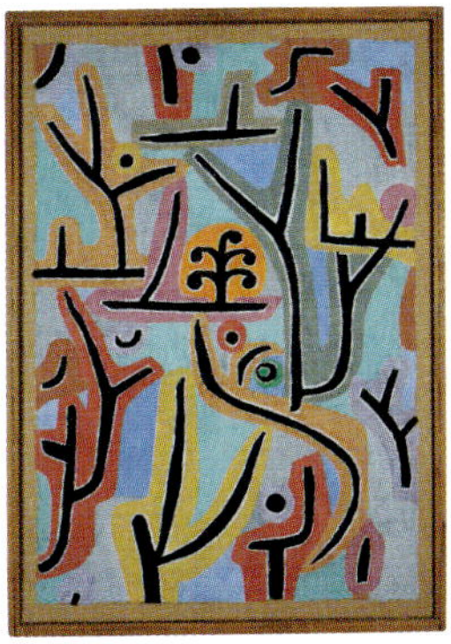

Die Stelle für Waldhorn, 1939/438 (C 18), Kohle auf Papier, 29,4 × 20,7 cm, Privatbesitz (Schweiz)

Durch den Ausbruch einer seltenen Krankheit (Sklerodermie) geschwächt, stellte Klee seine künstlerische Produktion 1936 fast gänzlich ein. Zwischen 1937 und seinem Todesjahr 1940 entstand jedoch eine unglaubliche Fülle von Werken, darunter über tausend Zeichnungen. Die Formate der Bilder werden größer, Formen und Farben zielen auf unmittelbare und heftige Wirkung.[1]

Die größte Wandlung erfährt allerdings Klees Linienführung. Die anfangs dünne, sensibel atmende Linie nimmt balkenartige Dicke und – vor allem – malerische Qualität an. Oft zeichnet Klee nun direkt mit dem Pinsel und schwarzer Farbe auf Papier eine Art ›Geheimschrift‹ in kühnen freien Strichen, die das Blatt in zeichenhaften Kürzeln rhythmisch strukturieren. Die vielen (widersprüchlichen) Deutungsversuche dieser ›Schrift‹ legen den Verdacht nahe, daß die Graphismen vorwiegend formalen Charakter haben.

Ohne daß jede Zeichnung durch ihren Titel auf Musikalisches oder Rhythmisches hinweisen muß, wie in *Die Stelle für Waldhorn* (Abb. links), zeigen doch viele Blätter schon durch ihre Gliederung und Organisation ein ausgesprochenes Gespür für derartige Konkordanzen.

Gabelungen im Viertakt (Abb. S. 43) ist ein Beispiel von vielen, in denen Klee aus rudimentär wirkenden graphischen Kürzeln eine stark rhythmische Wirkung schöpft. Die vier Gabelungen sind in den vier Hauptrichtungen auf dem Bild verteilt, wobei die Gabelöffnungen wie in einem Kreislauf die Richtungsänderung zu eröffnen scheinen. Ist in diesen zeichnerischen Blättern die Linie so dominant, daß die zu-

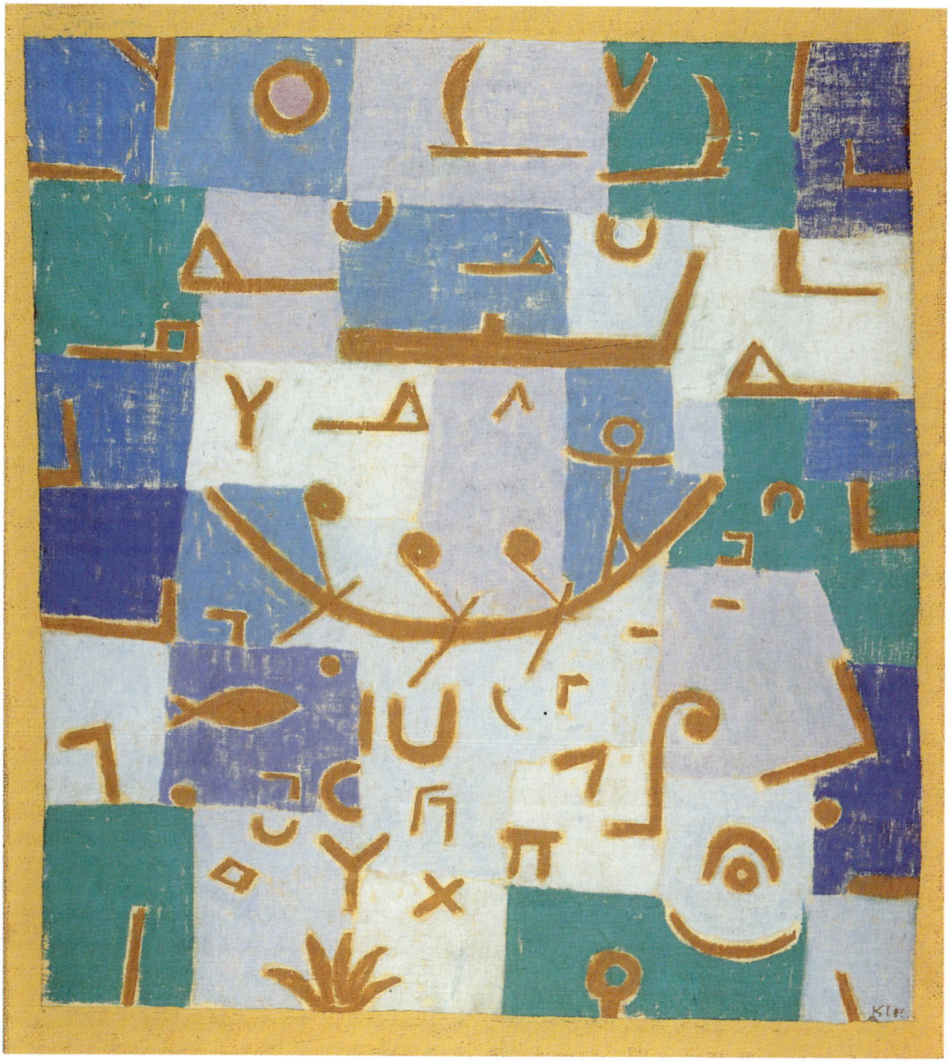

sätzlich angebrachte Farbigkeit eher wie eine Untermalung wirkt, so steigert sich in anderen Bildern auch die Farbe zu intensiven Klängen.

Legende vom Nil, 1937/215 (U 15), Pastell auf Baumwolle auf Jute, 69 × 61 cm, Kunstmuseum Bern, Hermann-und-Magrit-Rupf Stiftung, Inv. Nr. Ge 45

Das Tafelbild *Legende vom Nil* (Abb. oben) gehört zu den ersten großformatigen Kompositionen Klees, in denen er eine Serie von kräftig gezeichneten, linearen

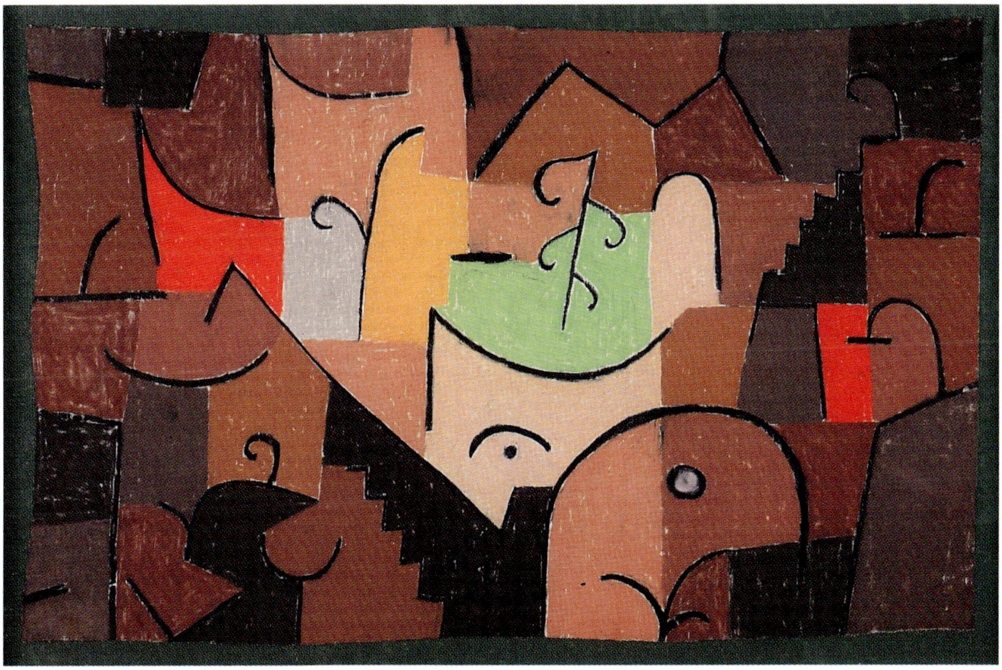

Bühnen-Landschaft, 1937/212 (U 12), Pastellfarben auf Baumwolle auf Jute, 58,5 × 86 cm, Kunstmuseum Bern, Hermann-und-Magrit-Rupf-Stiftung, Inv. Nr. Ge 44

Formzeichen anlegt und diese dann farbig unterstützt. Im Unterschied zu anderen Kompositionen lassen sich einige der Zeichen gegenständlich bestimmen und verweisen, wie das Boot in der Mitte des Bildes, auf Klees Ägyptenreise 1928. Eine Vielzahl geometrischer Formen, Halbkreise, Punkte, kurze Winkel und Balken ›schwimmen‹ auf dem Farbfeld und verleihen der Komposition einen ruhigen, fließenden Gesamtrhythmus. Die Farbfelder in nuancierten Tönen reichen von Violett über Kobalt- bis Türkisblau und passen sich der Bewegung der Bildzeichen an, wobei die Quadratstruktur durch Diagonalen und Biegungen aufgelockert erscheint.

Auch die *Bühnen-Landschaft* (Abb. oben) ist in der Gesamtanlage noch von den Quadratbildern abhängig, zeigt aber in der ungewöhnlich kontrastreichen Farbigkeit von hellem Rot, Orange, giftigem Grün und

Cremetönen in der Bildmitte eine gewandelte Einstellung zur Farbe, die sich von dem Harmoniebegriff der Bauhaus-Zeit relativ weit entfernt hat. Klee arbeitete in diesen Jahren vorwiegend mit Pastellfarben, oft in Kleisterbindung, die eine ungewöhnlich helle und intensive Farbigkeit im Bild ergeben. Aus dem farbigen Grund ausgespart erscheinen intensiv schwarz angelegte Zeichen und Linien und neben pflanzenartigen Formen auch taktmäßige Rhythmen. Auf hellem Feld unterhalb der Bildmitte präsentiert sich die von Klee oft als Augenzeichen eingesetzte Fermate. In diesen Spätwerken geht die Komposition ganz offensichtlich von den ›Schriftzeichen‹ aus. Erst im zweiten Arbeitsgang erfolgt die Strukturierung durch die Farbe, wodurch der zeichnerische Charakter deutlich überwiegt.

Der *Park bei Lu(zern)* (Abb. S. 85) wirkt vor allem durch die heftige Spannung zwischen schwarzen Zeichen und hellem Farbgrund. Weit ausgreifende Gabelformen können als pflanzliche Grundformen gelesen werden, von Farbzonen wie von buntem Laub umrahmt. Allerdings könnte man in diesen Zonen auch Aureolen vermuten, die von rhythmischen Verzweigungen ausgehen. So gesehen entsteht eine Verbindung zu den Klangtheorien Kandinskys, der seine abstrakten Formen ebenfalls ›auratisierte‹.[2]

Klee nahm jedenfalls einen Landschaftseindruck vom Besuch bei seiner Frau in Luzern, die sich dort regelmäßig zur Kur aufhielt, zum Anlaß, um Farbe und Form (Zeichnung) in ein rhythmisches Gegeneinander zu bringen und die Klangwirkung von Schwarz zu den Buntfarben zu steigern.

Eines der Hauptwerke der Spätzeit hat den schönen Titel *Insula dulcamara* (Abb. S. 86/87), was eine Verknüpfung der Begriffe ›süß‹ (dulcis) und ›bitter‹ (amara) bedeutet. ›Süß‹ erscheinen die hellen Farben, eine kühne Kombination von Öl- und Kleisterfarben,

Park bei Lu(zern), 1938/129 (J 9), Öl und Kleisterfarben auf Papier auf Jute, originale doppelte Rahmenleisten, 100 × 70 cm, Paul-Klee-Stiftung, Kunstmuseum Bern, Inv. Nr. B 27

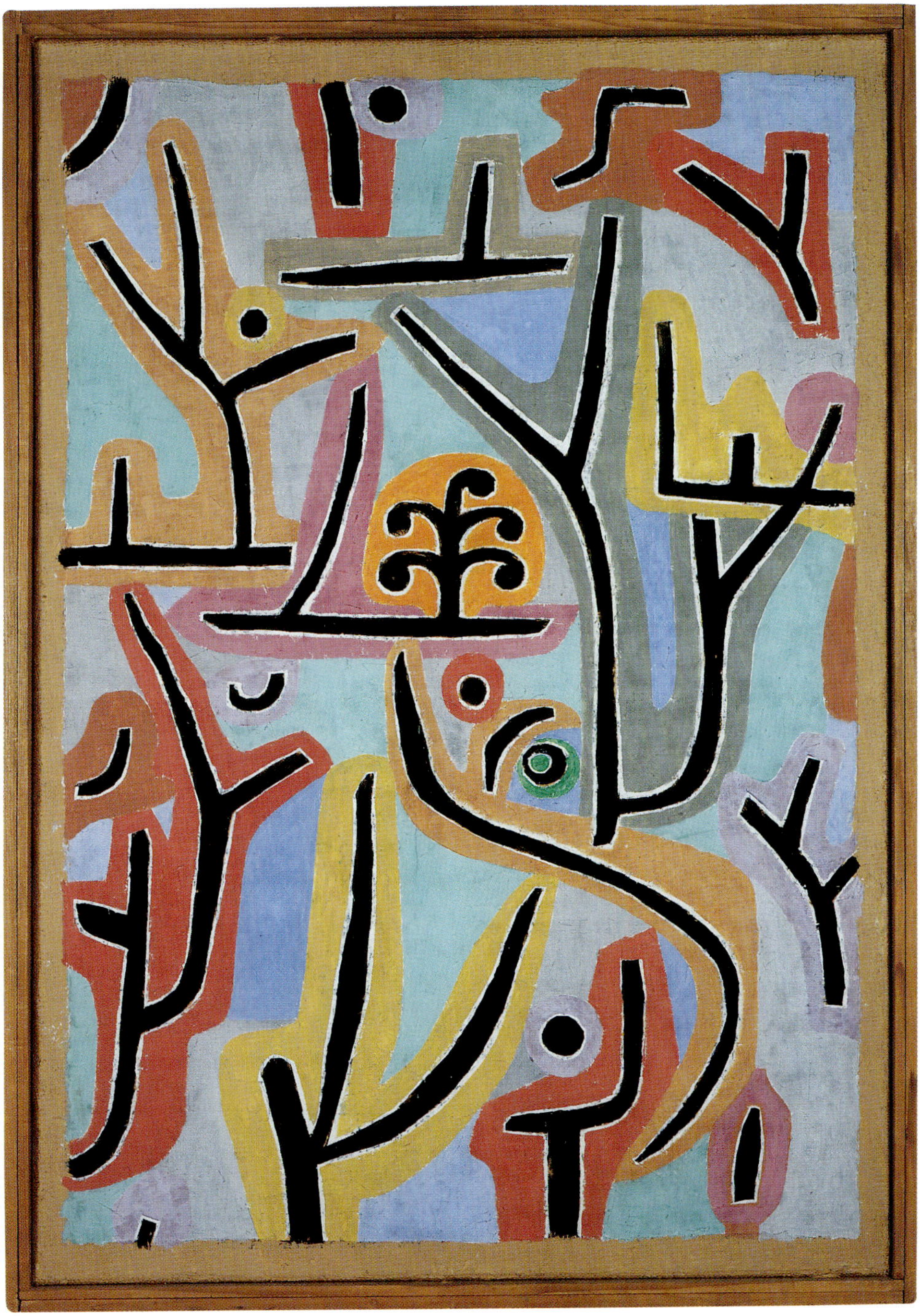

die auch den Sprenkeleffekt an manchen Stellen hervorrufen. ›Bitter‹ wirken im Kontrast dazu die schwarzen Zeichen. Die damit angesprochene Polarität ist der Schlüssel für das ganze Bild. Auf einer ersten biographischen Ebene spiegelt sich darin das Schwanken des kranken Künstlers zwischen hoffender Gelassenheit und tiefer Lebensangst. Darüber hinaus ist Klees gesamtes bildnerisches Denken auf Polaritäten begründet. Ein Begriff ist für ihn nicht ohne Gegenstück denkbar, beide bedingen einander und bilden eine komplementäre Einheit, in der sich die Totalität der Welt widerspiegeln kann. Die wichtigsten Gegensatzpaare sind Chaos-Kosmos, Diesseits-Jenseits, Irdisch-Kosmisch, Statik-Dynamik, Klassik-Romantik. Aus dem Zusammenspiel von Bewegung und Gegenbewegung verwirklicht sich im Kunstwerk ein »in sich selber ruhender, über dem Spiel der Kräfte gelagerter Zustand.«[3]

In dem Bild *Insula dulcamara* versucht Klee, diesen für ihn im Wesen der Natur verankerten Gegensatz in eine adäquate bildnerische Form zu bringen. In der Bildmitte ist ein Gesicht zu erkennen, das durch die Ähnlichkeit mit dem weißen Kopf in *Tod und Feuer* (1940/332) als Symbol des Todes gedeutet werden kann. Man könnte in dem Kopf auch eine Art Stütze für die zwei Waagschalen mit ›Süßem‹ und ›Salzigem‹ sehen. In einem großen melodischen Bogen spannt sich eine Linie von links über die ganze Breite des Bildes, um sich rechts in einem mehrstimmigen Akkord ›klanglich‹ aufzulösen. Ihre freie Bewegung erinnert wieder an Klees Versuche der Übertragung musikalischer Rhythmen ins Bildnerische. Eine große u-förmig geschwungene Linie fängt diese Bewegung im rechten Bildteil auf. Eine schlangenförmig geschwungene Linie links erhält durch zwei Punkte einen fast physiognomischen Ausdruck. Daneben finden sich abstraktere Zeichen, die – ähnlich Taktstrichen – das

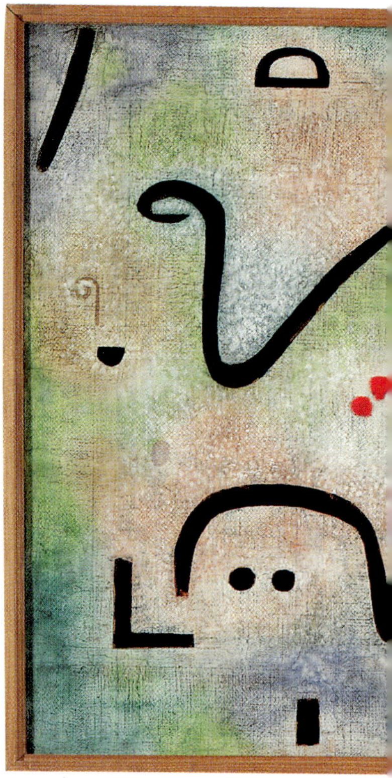

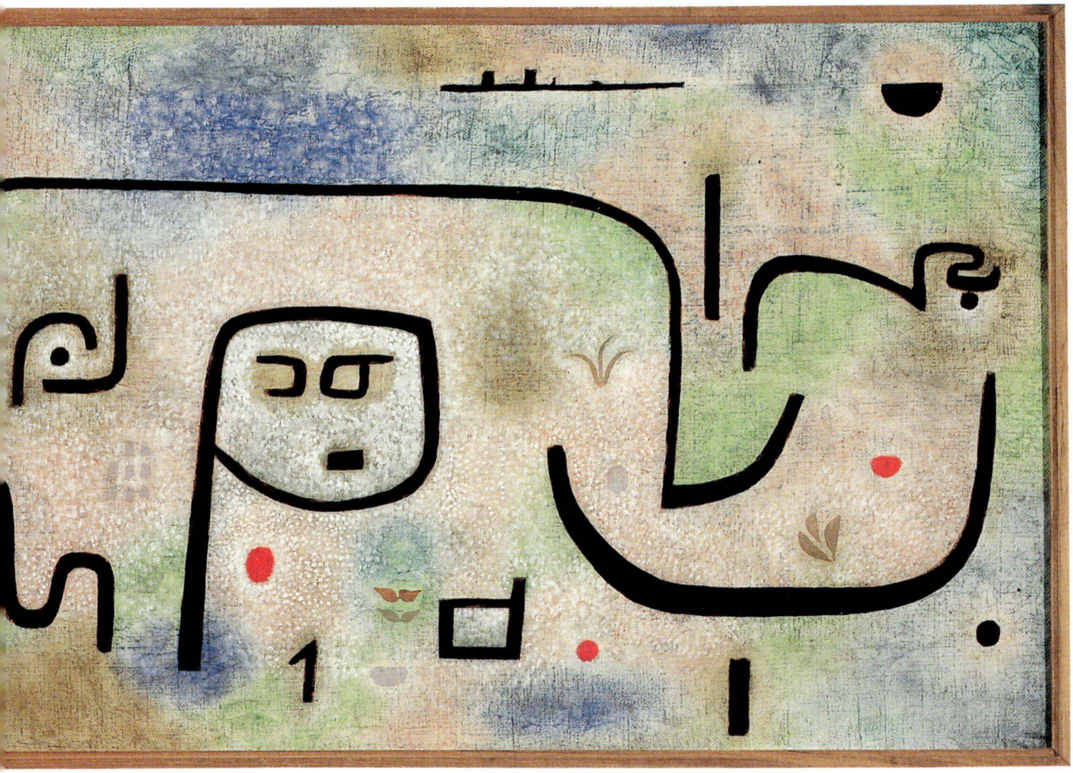

Insula dulcamara, 1938/481 (C 1), Öl- und Kleisterfarbe auf Papier auf Jute, 88 × 176 cm, Paul-Klee-Stiftung, Kunstmuseum Bern; Inv. Nr. B 30

Bildfeld gliedern und in der Abfolge der Hieroglyphen einen Zusammenhang herstellen. Zu diesen Zeichen gehören auch zwei korrespondierende Kreishälften am oberen Bildrand, die nach Klees Formlehre auch ›Erde‹ und ›Wasser‹ bedeuten können. Einige zart angelegte Zeichen, vegetative Elemente, erwecken die Vorstellung einer frühlingshaften Insel.

Wie Will Grohmann berichtet,[4] wollte Klee dieses Bild anfangs ›Insel der Kalypso‹ nennen. Vielleicht bietet sich von daher eine Interpretation in der Tradition des Bildtypus ›Et in Arcadia Ego‹ an: Die Fülle des Lebens treibt wie ein Strom von Erinnerungszeichen vorüber, während das Ende immer schon eingedenk ist.

Davon spricht noch eindringlicher eines der letzten Bilder Klees, der *Paukenspieler* (Abb. S. 89). Mit wenigen kräftigen Pinselstrichen schuf der Künstler einen ausdrucksstarken, antithetischen Aufbau aus schwarzen breiten Linien und reinen leuchtenden Farbflächen. Noch einmal werden Farbe und Linie polyphon, aber diesmal in äußerst reduzierter Form. Leuchtendes Zinnoberrot als die Farbe mit der stärksten und aktivsten Wirkung (nach Goethe und Kandinsky) steht im scharfen Kontrast zu tiefem Schwarz (nach Kandinsky die »klangloseste Farbe«), das sich in Klees Spätwerk zu monumentaler Wirkung steigert. Die zügig gesetzten, scharf umrissenen Linien stehen dem formlosen Farbklang diametral gegenüber. Aber auch die Zeichnung selbst ist kontrastreich. Der gesammelten Ruhe und Konzentration des Gesichts, dessen zentral gesetztes Auge eine fast hypnotische Wirkung ausübt, steht die starke Bewegtheit der winklig geführten Linie gegenüber. Kleine Kreisformen halten den dynamischen Linienschwung auf. Der Betrachter überführt die Bewegungen der einzelnen Elemente in ein zeitliches Nacheinander; es entsteht ein rhythmischer Wechsel zwischen konzentrierter Unbewegtheit und starker Bewegung. Wie Chronos bestimmt der Paukenspieler das Maß und den Ablauf der Zeit.

So schließt sich der Kreis der linear-musikalischen Bewegung von den filigranen satirisch-gegenständlichen Zeichnungen, wie *Hoffmanneske Märchenszene* (Abb. S. 53) oder im Spätwerk *harpia harpiana, für Tenor und Sopranobimbo (unisono) in Ges* (Abb. S. 90), zu symbolhafter Steigerung bei weitgehender Reduktion der formalen Mittel im Paukenspieler.

Von allen Kunstgattungen war es die Musik, aus der Klee die tiefsten Einsichten schöpfte. Die Musik zeigte ihm das ›Innere‹ der Natur, nicht ihr Abbild. Dadurch wurde sie zum Vermittler zwischen der Welt

Paukenspieler, 1940/270 (L 10),
Kleisterfarben auf Büttenpapier
auf Karton, 34,6 × 21,2 cm,
Paul-Klee-Stiftung,
Kunstmuseum Bern, Inv. Nr. F 143

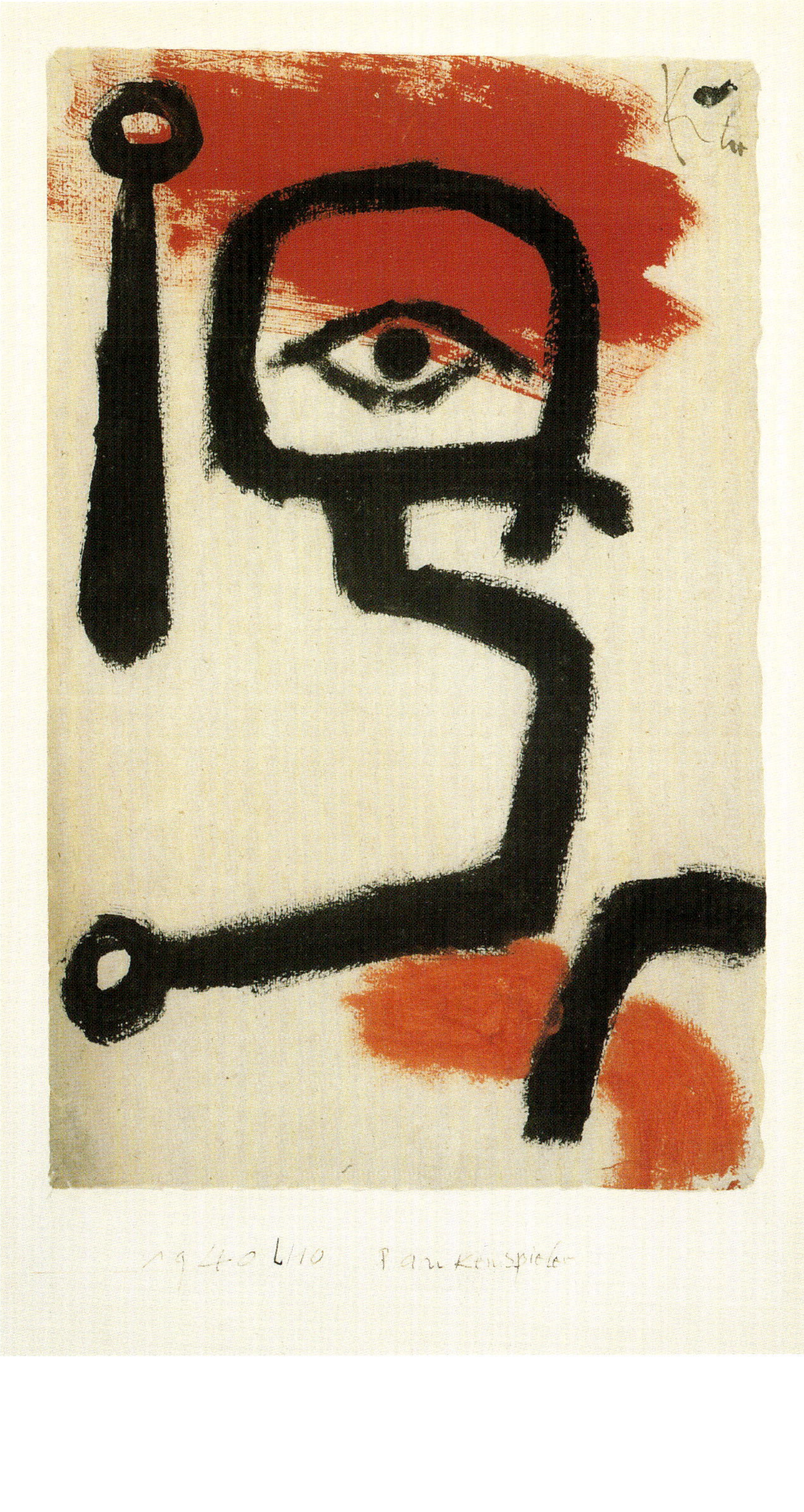
Klee
1940 L 10 Paukenspieler

der Erscheinungen und dem Streben des Künstlers, in die Gesetze des Universums einzudringen. Aus der Analyse musikalischer Kompositionsmethoden und ihrer Übertragung in bildnerische Äquivalente gewann Klee die Möglichkeit einer neuen ›polyphonen Malerei‹, in der Bewegung und Gegenbewegung als kosmisches wie auch allgemeines Gleichnis für den

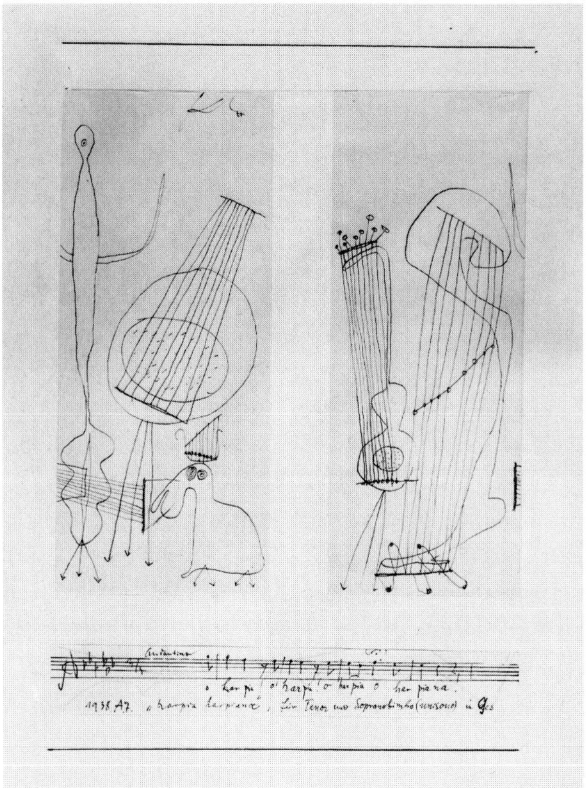

»harpia harpiana«, für Tenor und Sopranobimbo (unisono) in Ges, 1938/447 (A 7), Tuschfeder auf Konzeptpapier, dreiteilig auf Karton aufgezogen, 27 × 11,4 cm, 27 × 10,3 cm, 36 × 24,9 cm, Paul-Klee-Stiftung, Kunstmuseum Bern, Inv. Nr. Z 1381

Ausgleich von Konflikten in einer übergeordneten Struktur veranschaulicht werden konnte.

Das Mathematisch-Gesetzmäßige der Musik war aber nur die eine Seite, die Klee interessierte. Bei den von Klee besonders geschätzten Komponisten Bach und Mozart bewunderte er nicht nur die formale Könnerschaft, sondern vor allem die Fähigkeit, die zahlreichen konkurrierenden Elemente der Realität in einer organischen Einheit zu halten, ohne die Antagonismen der Harmonie zuliebe einzuebnen. In der oft zauberhaften Balance dieser Elemente, die sich wie spielerisch in den Bildorganismus einfügen, entspringt die besondere Wirkung der Kunst Klees. Die vielen Anregungen, nicht nur aus der Musik, sondern auch aus der Natur, der Architektur, der Physik, der Mathematik und der Philosophie, die sein Werk so reich und vielfältig gemacht haben, sind so vollkommen assimiliert, daß die Frage nach der Herkunft der bildnerischen Operationen angesichts der Ausstrahlung und Wirkung eigentlich unerheblich wird. Und darin ist Klees ›polyphone Malerei‹ wieder der Musik vergleichbar und gleichzeitig durch die visionäre Mehrdimensionalität überlegen!

»Die Freimachung der Elemente, ihre Gruppierung zu zusammengesetzten Unterabteilungen, die Zergliederung und der Wiederaufbau zum Ganzen auf mehreren Seiten zugleich, die bildnerische Polyphonie, die Herstellung der Ruhe durch Bewegungsausgleich, all dies sind hohe Formfragen, ausschlaggebend für die formale Weisheit, aber noch nicht Kunst. Im obersten Kreis steht hinter der Vieldeutigkeit ein letztes Geheimnis, und das Licht des Intellekts erlischt kläglich.«[5]

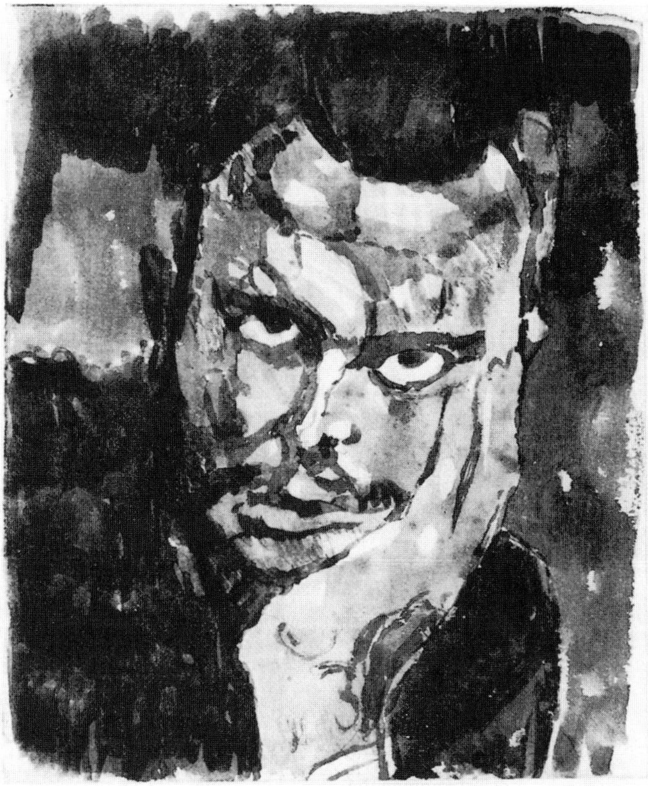

Selbstportrait en face, in die Hand gestützt, 1902.32 (B), Schwarzaquarell auf Briefpapier auf Karton, 16,5 × 13,5 cm, Privatbesitz, (Schweiz)

1879

Am 18. Dezember wird Paul Klee in Münchenbuchsee bei Bern geboren. Sein aus Unterfranken stammender Vater, Hans Klee, arbeitet als Musiklehrer am Kantonalen Lehrerseminar in Bern-Hofwil. Die Mutter Ida Marie (geb. Frick) ist gebürtige Schweizerin und wurde am Stuttgarter Konservatorium als Sängerin ausgebildet.

1880

Die Familie Klee zieht nach Bern um.

1886–1898

Nach der Volksschule besucht Klee das Literaturgymnasium in Bern, wo er 1898 das Abitur macht. Noch als Gymnasiast wird er Mitglied des Berner Stadtorchesters. Im Herbst 1898 beginnt Klee ein Malstudium bei Heinrich Knirr in München.

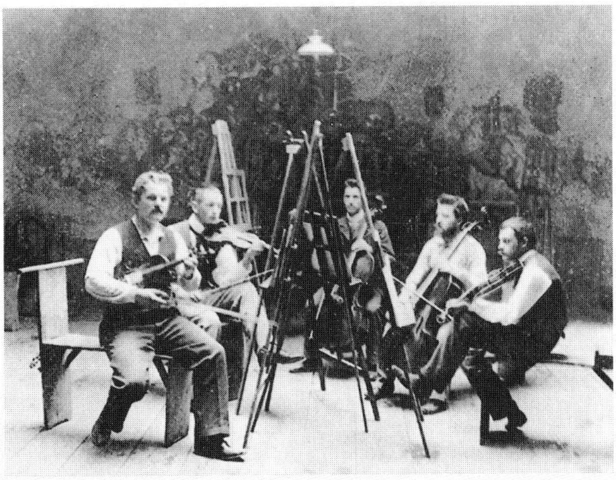

Paul Klee (ganz rechts) musizierend im Atelier des Malers Heinrich Knirr, München 1900 (Bildarchiv Felix Klee)

1899–1900

Im Herbst lernt Klee die Pianistin Lily Stumpf kennen, Tochter eines Münchner Arztes. An der Münchner Akademie aufgenommen, tritt er in die Klasse von Franz von Stuck ein.

1901

Er verläßt die Münchner Akademie wieder und unternimmt ab Oktober mit dem Maler und Bildhauer Hermann Haller eine Studienreise nach Italien. Sie besuchen Mailand, Neapel, Pisa, Rom, Genua und Florenz.

1902

Paul Klee kehrt im Mai nach Bern zurück, wo er bis 1906 bei seinen Eltern lebt.

1903

Klee radiert die ersten Blätter und beschäftigt sich viel mit Literatur und vor allem Musik. Er besucht viele Konzerte und spielt als Geiger im Berner Stadtorchester, mit dem er auch auf Tournee geht.

1904

Klee studiert während eines Aufenthalts in München im Graphischen Kabinett die Werke von Beardsley, Blake und Goya. Im Tagebuch verzeichnet er eine Reihe von musikalischen Soirées und Konzerten.

1905

Vom 31. Mai bis 13. Juni reist er zusammen mit Hans Bloesch und Louis Moillet nach Paris, wo er den Louvre und zahlreiche andere Museen besucht. Er interessiert sich aber vor allem für die Werke von Goya, Velázquez, Tintoretto, Watteau, Chardin, Monet, Manet und Renoir.

1906

Im Oktober ziehen Paul und Lily Klee, mittlerweile verheiratet, nach München, wo sie ein reiches musikalisches Leben erwartet. Klee versorgt den Haushalt, während seine Frau durch Klavierstunden ihre Existenz sichert. In der Münchner Sezession stellt Klee zehn Radierungen aus, wird aber bei anderen Ausstellungen abgelehnt.

1908

Am 30. November wird sein einziger Sohn, Felix, geboren. Klee setzt sich mit Cézanne, Ensor und van Gogh auseinander, dessen Briefe er liest. Außer in den Sezessions-Ausstellungen von München und Berlin werden seine Arbeiten überall abgelehnt.

1910

Im Oktober werden 56 Zeichnungen, Aquarelle und Radierungen im Kunsthaus Zürich, im Museum Bern und in der Kunsthalle Winterthur und 1911 im Museum von Basel ausgestellt.

1911

Die Galerie Thannhauser in München stellt 30 Zeichnungen von Klee aus. Klee lernt Macke, Marc, Jawlensky, Gabriele Münter, Marianne von Werefkin, Arp, Campendonck und Kandinsky kennen. In der Ausstellung ›Der Blaue Reiter‹ sieht er auch zum ersten Mal Bilder von Robert Delaunay, die ihn sehr faszinieren. Er illustriert *Candide* von Voltaire mit 26 Federzeichnungen.

1912

Klee beteiligt sich an der 2. Ausstellung des ›Blauen Reiter‹ mit graphischen Arbeiten. Er reist vom 2. bis 18. April zum zweiten Mal nach Paris und lernt dort Delaunay und Le Fauconnier kennen. In den

Pariser Galerien wird er mit der französischen Moderne bekannt. Delaunay schickt seinen programmatischen Text ›La Lumière‹ nach München, den Klee übersetzt und in ›Der Sturm‹ veröffentlichen läßt. In der Galerie Thannhauser sieht er Werke der italienischen Futuristen. Auf der Sonderbund-Ausstellung in Köln ist Klee mit vier Zeichnungen und auf der zweiten Ausstellung des ›Modernen Bundes‹ im Kunsthaus Zürich mit mehreren Bildern vertreten. Er schreibt Artikel für die Berner Zeitschrift ›Die Alpen‹, in denen er sich mit der modernen Kunst auseinandersetzt.

1913

Klee stellt in der von Herwarth Walden gegründeten Galerie ›Der Sturm‹ aus und beteiligt sich am ›1. deutschen Herbstsalon‹ in Berlin.

1914

Klee ist Mitbegründer der ›Neuen Sezession‹ in München. Vom 5. bis 22. April fährt er mit seinen Freunden Louis Moillet und August Macke auf eine Studienreise nach Tunesien. Sie besuchen Tunis, Karthago, Hammamet, Kairouan und Akouba. Besonders für Klee wird diese Reise eine wichtige Etappe auf dem Weg zu Farbe und Abstraktion. Mit Ausbruch des Ersten Weltkriegs zerstreut sich die Münchner Künstlerszene.

1915

Rilke besucht Klee in Bern. Lily und Paul Klee musizieren bei festlichen Anlässen und im Kreis der Freunde.

1916

Am 11. März wird Klee als Landsturmsoldat zur deutschen Reserve eingezogen. Nach der Infanterieausbildung wird er in das Flugzeugdepot von Schleißheim bei München versetzt.

1917

Verlegung nach Gersthofen bei Augsburg zur Bayerischen Fliegerschule 5, wo er in der Zahlmeisterei arbeitet. Seine Werke werden auf der Dada-Ausstellung in Zürich und in der Galerie ›Der Sturm‹ gezeigt. Theodor Däubler schreibt einen Aufsatz über Klee.

1918

Nach dem Waffenstillstand kehrt Klee zu seiner Familie nach München zurück. ›Der Sturm‹ widmet Klee eine erste illustrierte Sonderausgabe.

1919

Klee mietet im Werneckschlößchen in München ein Atelier. Oskar Schlemmer bemüht sich vergebens um eine Berufung Klees an die Stuttgarter Akademie. Der Kunsthändler Hans Goltz nimmt Klee bis 1925 unter Vertrag.

1920

In der Galerie Goltz findet eine Ausstellung von 362 Werken Klees statt. Der Essay ›Schöpferische Konfession‹ erscheint in der ›Tribüne der Kunst und der Zeit‹ in Berlin. *Candide* wird mit den Illustrationen Klees in dem Münchner Verlag Kurt Wolf veröffentlicht. Im November wird Klee an das Staatliche Bauhaus in Weimar berufen.

1921

Klee arbeitet am Bauhaus als Formmeister in der Buchbinderei und der Glaswerkstatt. Für seinen Unterricht entstehen die ›Beiträge zur Bildnerischen Formlehre‹, die in Auszügen als ›Pädagogisches

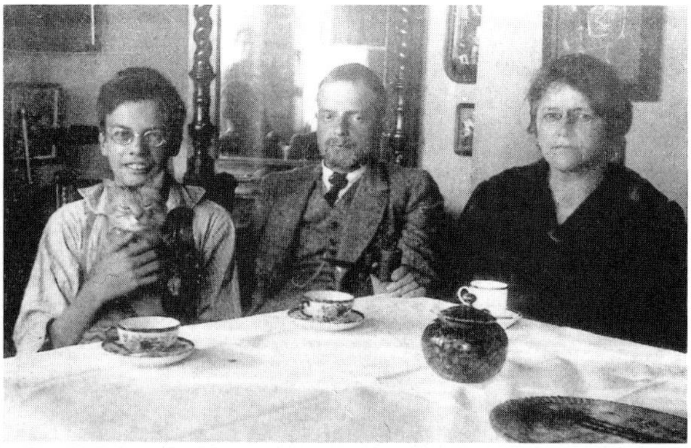

Mit Sohn Felix und Schwester Mathilde in Weimar, 1922 (Bildarchiv Felix Klee)

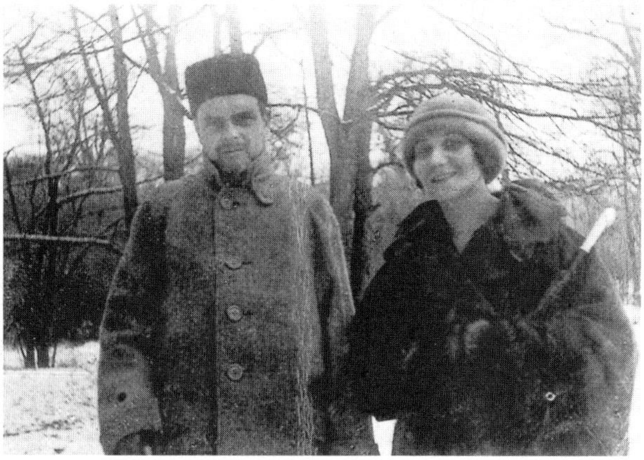

Paul Klee und die Kunstagentin Galka Scheyer, Weimar 1922 (Photo Felix Klee)

Skizzenbuch 1925‹ veröffentlicht werden. Im Oktober Übersiedelung nach Weimar.

1922

Klee wird durch seine Lehrtätigkeit zu einer vielfältigen Malerei angeregt. Kandinsky wird ans Bauhaus berufen und wird zu einem engen Freund Klees.

1923

Im ersten Bauhausbuch erscheint Klees Aufsatz ›Wege des Naturstudiums‹. Die ersten Quadratbilder entstehen. Große Bauhaus-Ausstellung mit Arbeiten aus Vorkurs und Formlehre.

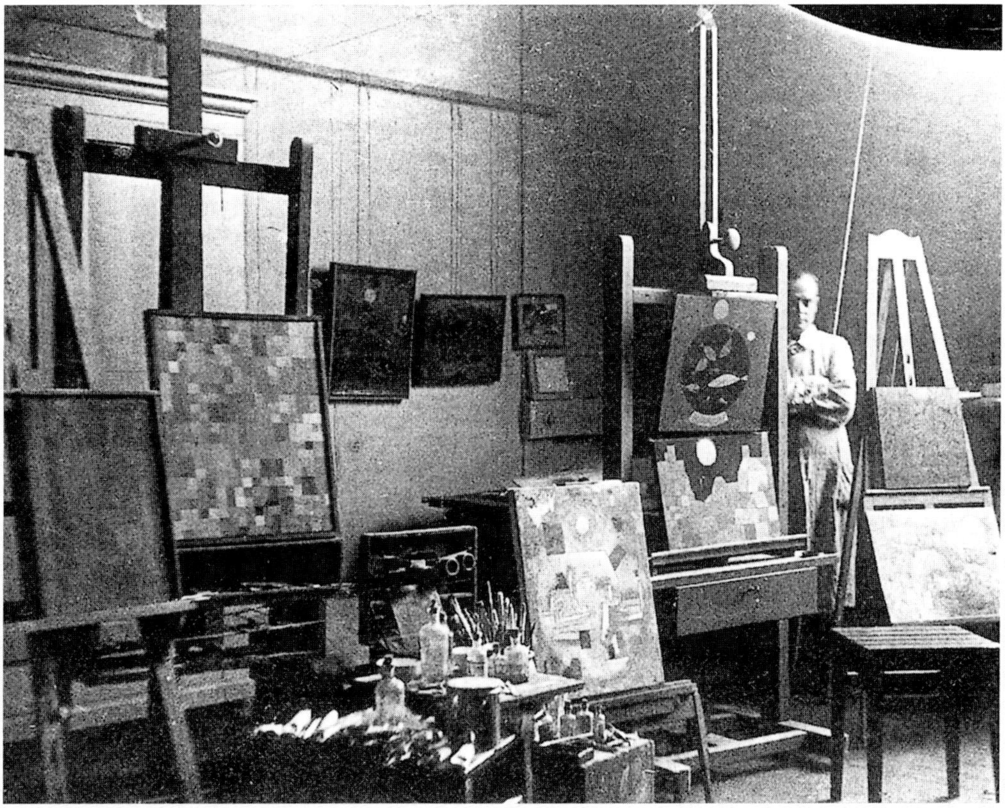

Klee in seinem Atelier im Weimarer Bauhaus, 1925

1924

Klee hat eine Einzelausstellung in der New Yorker ›Société Anonyme‹. Am 26. Januar hält er einen Vortrag ›Über die moderne Kunst‹ im Kunstverein Jena. Die Kunsthändlerin Emmy Scheyer gründet unter Beteiligung von Klee, Kandinsky, Feininger und Jawlensky die Gruppe ›Die Blaue Vier‹. Am 26. Dezember muß das Bauhaus in Weimar aufgrund politischer Repressalien schließen.

1925

Das Bauhaus zieht nach Dessau um. Bei Goltz in München findet die zweite Einzelausstellung mit 214

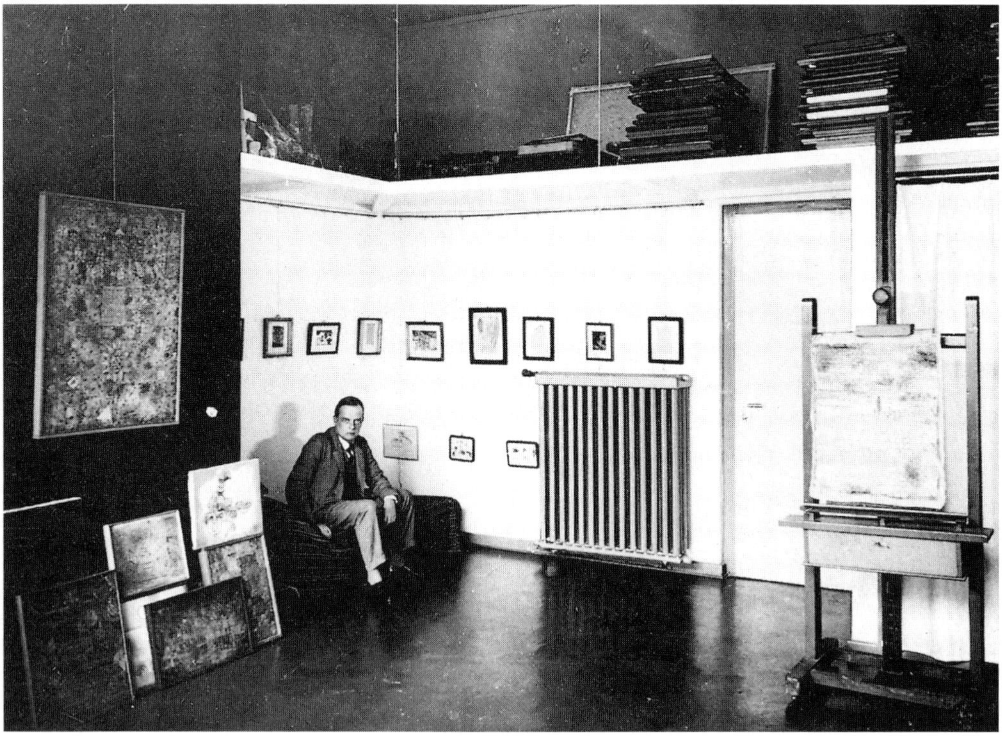

Im Atelier in Dessau, 1928
(Photo Lucia Moholy)

Werken statt. Klee beteiligt sich an der ersten Gruppenausstellung der Pariser Surrealisten.

1926

Während seiner zweiten Italienreise besucht er im Herbst Pisa, Mailand, Florenz und Ravenna. Das neue Bauhaus von Walter Gropius wird eingeweiht. Im Juli übersiedelt Klee nach Dessau, wo er bis 1931 tätig ist.

1927

Sommerferien in Hyères, auf Porquerolles und auf Korsika.

1928

Klee reist im Sommer in die Bretagne und vom

17. Dezember bis 17. Januar nach Ägypten. In der Zeitschrift ›Bauhaus‹ erscheint sein Aufsatz ›Exacte Versuche im Bereiche der Kunst‹. Walter Gropius verläßt das Bauhaus. Mit dessen Nachfolger Hannes Meyer hat Klee schwerwiegende Differenzen.

1929

Zur Feier seines 50. Geburtstages zeigt die Galerie Flechtheim in Berlin eine große Klee-Ausstellung. Eine weitere Ausstellung findet in der Galerie Bernheim-Jeune in Paris statt. Will Grohmann veröffentlicht eine Monographie über Klee in den ›Cahiers d'Art‹. Klee reist im Sommer nach Südfrankreich.

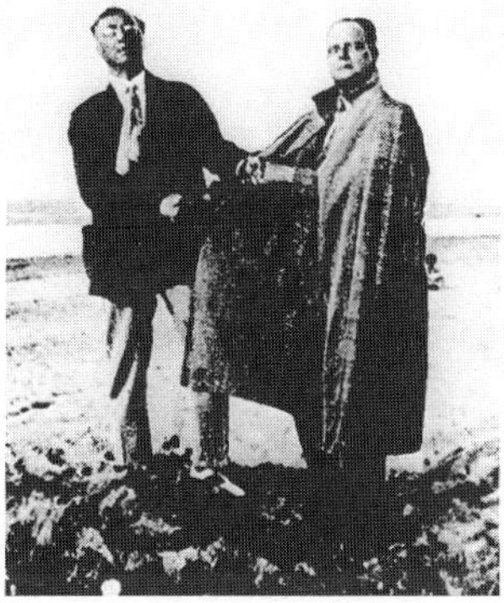

Klee und Kandinsky posieren als ›Goethe und Schiller‹ nach dem Weimarer Denkmal am Strand von Hendaye in Frankreich (Photo Nina Kandinsky, 1929)

1930

Zweite Ausstellung bei Flechtheim, die vom Museum of Modern Art in New York übernommen wird. Weitere Ausstellungen folgen in Saarbrücken, Düsseldorf und Dresden. Im Sommer reist Klee ins Engadin und nach Viareggio. Er wird Jurymitglied im ›Deutschen Künstlerbund‹.

1931

Am 1. April löst Klee seinen Vertrag mit dem Bauhaus, um eine Professur an der Düsseldorfer Kunstakademie zu übernehmen.

Große Ausstellung im Düsseldorfer Kunstverein zur Begrüßung. Im Sommer fährt er zum zweiten Mal nach Sizilien und besucht Syrakus, Agrigento und Palermo.

1932

Reise nach Venedig und in die Schweiz. Das Bauhaus in Dessau wird geschlossen und von Mies van der Rohe als private Kunstschule nach Berlin verlegt. Im März Durchsuchung der Wohnung der Familie Klee durch die SA.

1933

Klee wird von den Nationalsozialisten fristlos entlassen. Im Dezember emigriert er nach Bern. Das Bauhaus in Berlin wird aufgelöst.

1934

Die erste Klee-Ausstellung in England wird in der Galerie Mayor in London eröffnet. Kahnweiler wird Klees Händler. Will Grohmann läßt ein Buch über Klees Zeichnungen aus den Jahren 1921–1930 drukken. Die Auflage wird von der Gestapo beschlagnahmt.

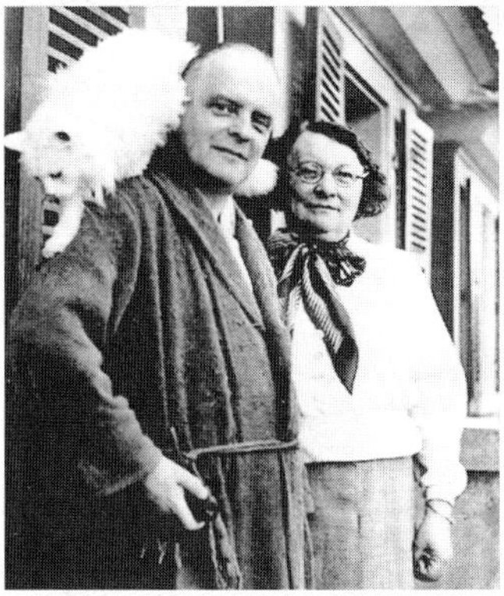

Das Ehepaar Klee mit Katze Bimbo in Bern (Aufnahme von Fee Meisel, 1935)

1935

In Bern und Basel findet eine große Retrospektive statt. Die ersten Symptome der Sklerodermie zeigen sich, ausgelöst durch eine Masern-Erkrankung.

1936

Klee arbeitet kaum. Kuren in Montana und Tarasp bringen nur vorübergehend Linderung.

1937

Picasso, Braque und Kirchner besuchen Klee im Atelier in Bern. 17 Bilder von Klee werden in der Schmäh-Ausstellung ›Entartete Kunst‹ in München gezeigt. Die Nationalsozialisten beschlagnahmen 102 Werke aus öffentlichem Besitz.

1938

Klee nimmt an der Bauhaus-Ausstellung des Museum of Modern Art in New York teil und stellt in mehreren Galerien in New York und Paris aus.

1939

Klee besucht die Prado-Ausstellung in Genf. Im Herbst Aufenthalt in Faoug am Murtensee bei Bern.

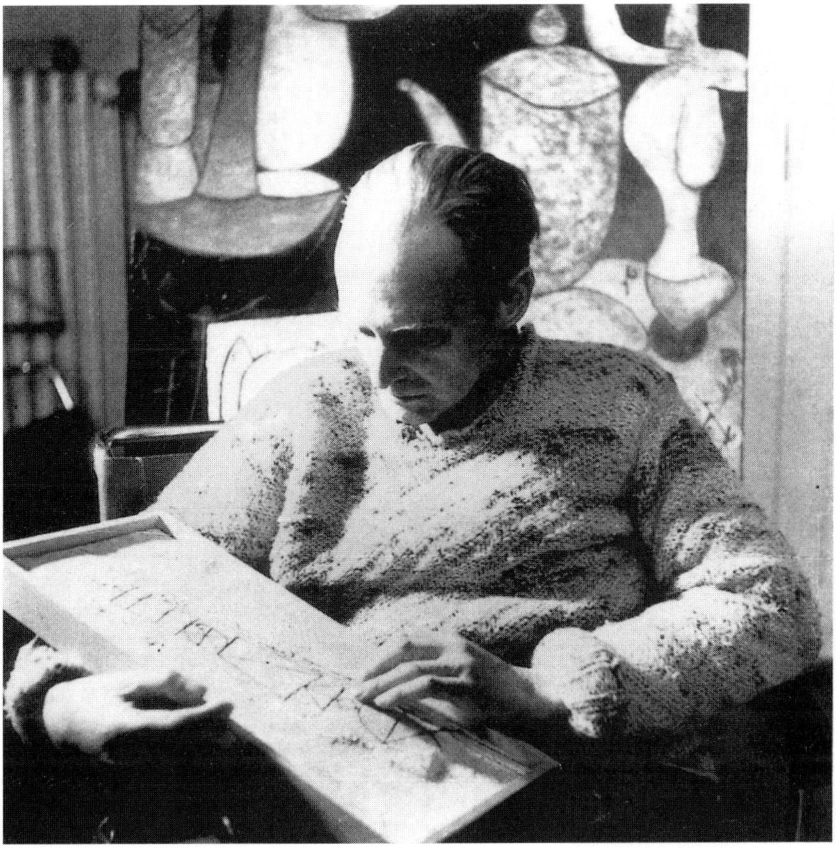

Paul Klee in seinem Berner Atelier, Dezember 1939 (Photo: Fotopress, Walter Henggeler)

1940

Im Februar findet eine große Ausstellung im Kunsthaus Zürich mit Werken der Jahre 1935–1940 statt. In den ersten Monaten des Jahres entstehen noch 366 Bilder.

Nach längerem Sanatoriumsaufenthalt stirbt Klee am 29. Juni in Muralto-Locarno im Tessin.

Anmerkungen

Paul Klee und die Musik

1 vgl. Karl Grebe, ›Paul Klee als Musiker‹, in: Kat. Ausst. *Paul Klee und die Musik,* Schirn Kunsthalle, Frankfurt a.M. 1986, S. 205 ff.; zum Thema Klee und die Musik weiter: Richard Verdi, ›Musical influences on the art of Paul Klee‹, Museum Studies, Nr.3, 1968, S. 81 ff.; Christian Geelhaar, ›Moderne Malerei und Musik der Klassik – eine Parallele‹, in: Kat.Ausst. *Paul Klee. Das Werk der Jahre 1918–1933,* Kunsthalle Köln, Köln 1979; Andrew Kagan, *Paul Klee, Art and Music,* Ithaca/N.Y. 1983; allg. s. Kat. Ausst. *Vom Klang der Bilder,* hrsg. von Karin v. Maur, Staatsgalerie Stuttgart, München 1985 (1996).

2 *Paul Klee, Tagebücher,* hrsg. von Felix Klee, Köln 1957, S. 404, TB 1124, 28.6.1918 (im weiteren als TB zit.).

3 vgl. dazu Karl Grebe, ›Paul Klee als Musiker‹, a.a.O., S. 207: »Wenn wir (sicher unvollständig und unzulänglich) das Wesen Mozarts als eine Mischung von Dämonie, Esprit und Sinnlichkeit bezeichnen dürfen, dann dürfen wir eine echte Verwandtschaft zwischen dem Musiker Mozart und dem Maler Klee behaupten.«, siehe auch Brief an Lily Klee vom 10. Juli 1917: »Gestern malte ich ein gutes Aquarell in der Art der Miniaturen. Nichts Neues, aber eine gute Erweiterung der Serie. Neues bereitet sich vor, es muß das Teuflische zur Gleichzeitigkeit mit dem Himmlischen verschmolzen werden. Der Dualismus nicht als solcher behandelt werden, sondern in einer complementären Einheit.« Zit. nach: Paul Klee, ›Briefe an die Familie 1893–1940‹, Bd.2: 1907–1940, hrsg. von Felix Klee, Köln 1979, S. 873.

4 Brief an Hans Bloesch vom 16.11.1898: »Es ist doch verflucht, wenn man heiratet, während dem man eine andere rasend liebt! Jawohl so ist's. Meine Geliebte ist und war die Musik, und die ölriechende Pinselgöttin umarme ich bloß, weil sie eben meine Frau ist.«, zit. nach Jürgen Glaesemer, *Paul Klee. Handzeichnungen 1, Kindheit bis 1920,* Bern 1973, S. 74; vgl. auch TB 67: »Die Musik ist wie eine verhexte Geliebte. Ruhm als Maler? Schriftsteller, moderner Lyriker? Schlechter Witz. So bin ich beruflos und bummele.«

5 TB 142: »Der Schönheit diene ich durch Zeichnung ihrer Feinde (Karikatur, Satire), sagte ich des öfteren. Aber das ist noch nicht alles. Ich muß sie auch direkt gestalten, mit voller Überzeugungskraft. Ein weites, erhabenes Ziel. (...)«

6 TB 640.

7 zit. nach Paul Klee, *Kunst-Lehre. Aufsätze, Vorträge, Rezensionen und Beiträge zur bildnerischen Formlehre,* hrsg. von Günther Regel, Leipzig 1991, S. 88.

8 vgl. Goethes Farbenlehre, ausgewählt und erläutert von Rupprecht Matthaei, Ravensburg 1971, S. 166.

9 siehe dazu Will Grohmann, *Paul Klee*, Stuttgart 1957 (1965), S. 66: »Von einer gegenseitigen Erhellung der zeitgenössischen Musik und Malerei hielt er nicht viel, jede dieser Künste hätte genug mit sich zu tun und könnte ihr Ziel noch nicht sehen, aus Bach und Mozart aber ließen sich wahrscheinlich die Grundlagen eines ›Generalbasses‹ auch der Malerei, wie Goethe ihn vermißte, finden, die Grundlagen – das Weitere ließe sich dann leicht ergänzen.«

10 Theodor Däubler, ›Paul Klee, 1918. Neue Blätter für Kunst und Dichtung 1, Mai 1918‹, S. 11–12; zit. nach Marcel Franciscono, ›Die Rolle der Musik in der Kunst von Paul Klee: Eine Neueinschätzung‹, in: Kat. Ausst. *Paul Klee und die Musik*, S. 24.

11 Brief an Lily Klee, 3. Juni 1918, in: *Paul Klee, Briefe an die Familie*, hrsg. von Felix Klee, Köln 1979, Bd. 2, S. 922 (s. auch TB 1122).

12 Leopold Zahn, *Paul Klee. Leben/Werk/Geist*, Potsdam 1920, S. 21.

13 Wilhelm Hausenstein, *Kairuan oder eine Geschichte vom Maler Klee und von der Kunst dieses Zeitalters*, München 1921, S. 6 u.32.

14 vgl. dazu John Gage, *Kulturgeschichte der Farbe. Von der Antike bis zur Gegenwart*, Ravensburg 1994, S. 227 ff.; Franzsepp Würtenberger, *Malerei und Musik. Die Geschichte des Verhaltens zweier Künste zueinander*, Frankfurt a.M./Bern/Las Vegas 1979; Kat. Ausst. *Vom Klang der Bilder*, a.a.O.; Werner Hofmann, ›Beziehungen zwischen Malerei und Musik‹, in: ders., *Gegenstimmen. Aufsätze zur Kunst des 20. Jahrhunderts*, Frankfurt a.M. 1979.

15 vgl. Wilhelm H. Wackenroder/Ludwig Tieck, *Herzensergießungen eines kunstliebenden Klosterbruders* (1797), Stuttgart 1979; Claus Dahlhaus, *Die Idee der absoluten Musik*, München/Kassel 1978; M. H. Abrams, *Spiegel und Lampe. Romantische Theorie und die Tradition der Kritik*, München 1978; vgl. auch Karl Schawelka, *Quasi una musica. Untersuchungen zum Ideal des Musikalischen in der Malerei ab 1800*, München 1993.

16 vgl. *L'année 1913. Les formes ésthétiques de l'œuvre d'art à la veille de la première guerre mondiale*, hrsg. von L. Brion-Guerry, Bd.III, Paris 1973; s. auch Gladys C. Fabre, ›Vom Orphismus zum Musikalismus‹, in: *Vom Klang der Bilder*, a.a.O., S. 360 ff.

17 z.B. Willy Drost, *Die Lehre vom Rhythmus in der heutigen Ästhetik der bildenden Künste* (1919) oder die Vorlesungen von August Schmarsow von 1893, der den Begriff Rhythmus in die Kunstwissenschaft einführte; für die Psychologie sei an Wilhelm Wundts Forschungen oder Theodor Lipps ›Aesthetik‹ (1903, 1906) erinnert, in der Philosophie an Ludwig Klages. Bergsons Philosophie des ›élan vital‹ war auch in Deutschland weit verbreitet. Bergsonsche Begriffe und Gedanken lassen sich auch in Klees Vokabular ausmachen (z.B. Intuition, Bewegung, die Bevorzugung des ›Werden‹ gegenüber dem statischen ›Sein‹), vgl.

Janice Joan Schall, *Rythm and art in Germany 1900–1930*, Ph. D. Austin/Texas 1989 (Nachdruck Ann Arbor, Michigan 1997).

18 vgl. Marianne L. Teuber, ›Zwei frühe Quellen zu Paul Klees Theorie der Form‹, in: Kat. Ausst. *Paul Klee. Das Frühwerk 1883 bis 1922*, Städt. Galerie im Lenbachhaus, München 1979; dies., ›Blue Night by Paul Klee‹, in: *Vision and Artifact*, Festschrift Rudolf Arnheim, New York 1976. Zu Klees Rhythmusbegriff vgl. Christiane Dessauer-Reiners, *Das Rhythmische bei Paul Klee. Eine Studie zum genetischen Bildverfahren*, Worms 1997.

19 TB 1081 (S.382).

20 Walter Hess, *Lyonel Feininger*, Stuttgart 1959, S. 68.

Klees Durchbruch zu Farbe und Abstraktion

1 TB 862 (S. 249).

2 TB 873 (S. 254).

3 vgl. Helga de la Motte-Haber, *Musik und Bildende Kunst. Von der Tonmalerei zur Klangskulptur*, Laaber 1990, S. 199 ff. Augenmusik. Musik des Lichts: Der absolute Film.

4 TB 840 (S. 281); siehe *Blick in eine Schlafkammer* (1908/70, Kunstmuseum Basel) und *Steinbruch bei Ostermundigen* (1908/74, Städt. Galerie im Lenbachhaus, München).

5 TB 879 (S. 303).

6 »Die Übertragung dieses Zeitmeßverfahrens auf die Ölfarbe ist nicht recht durchführbar, trotz Benzin! Nun versuche ich vom Mittelgrund aus eine helle und eine gleichzeitig tiefe Handlung zu inscenieren, und stütze diese Aktiva durch leicht murmelnde Modulation der Mitteltöne. Vielleicht führt auch das zum Ziel.« (TB 872; S. 300).

7 vgl. dazu Charles Werner Haxthausen, ›Klees künstlerisches Verhältnis zu Kandinsky während der Münchner Jahre‹, in: Kat. Ausst. *Paul Klee, Das Frühwerk*, a.a.O., S. 98 ff.

8 Wassily Kandinsky, *Rückblicke*, Baden-Baden 1955, S. 25.

9 vgl. Hajo Düchting, *Franz Marc*, Köln 1991, S. 103 ff.

10 *Paul Klee, Schriften. Rezensionen und Aufsätze*, hrsg. von Christian Geelhaar, Köln 1976, S. 108.

11 Wahrscheinlich hat Klee die Fensterbilder noch nicht bei seinem Besuch in Paris gesehen, während Marc und Macke im Herbst desselben Jahres begeistert davon berichteten. Dazu hatte Klee erst Gelegenheit während der Ausstellung des ›Modernen Bundes‹ in Zürich, wo neben den Bildern der Malergruppe ›Der Blaue Reiter‹, der sich Klee mittlerweile angeschlossen hatte, auch ein Fensterbild (*Les fenêtres sur la ville (1ère partie, 2e motif)* Slg. Sonia Delaunay, Paris) von Delaunay zu sehen war.
Vgl. auch Johannes Langner, ›Turm und Täufer. Delaunay, Kandinsky und Marc im Zeichen des ›Blauen Reiter‹‹, in: Kat. Ausst. *Delaunay und Deutschland*, hrsg. von Peter-Klaus Schuster, Haus der Kunst, München 1985, S. 208 ff.

12 Robert Delaunay, ›Über das Licht‹, in: Der Sturm 3, Nr. 144/145, S. 255 f.; zit. nach Robert Delaunay, *Zur Malerei der reinen Farbe. Schriften von 1912–1940*, hrsg. und übersetzt von Hajo Düchting, München 1983, S. 127.

13 Zur Beziehung Klee-Delaunay gibt es zahlreiche Stellungnahmen, die meist die Bedeutung Delaunays für die Entwicklung Klees unterstreichen, zuletzt in etwas einschränkender Form: Christian Lenz, ›Klee und Delaunay‹, in: Kat. Ausst. *Delaunay und Deutschland*, a.a.O., S. 227 ff.; siehe auch Gudula Overmeyer, *Studien zur Zeitgestalt in der Malerei des 20. Jahrhunderts. Robert Delaunay – Paul Klee*, Hildesheim/Zürich/New York 1982.

14 vgl. Charles W. Haxthausen, ›Klees künstlerisches Verhältnis zu Kandinsky während der Münchner Jahre‹, in: Paul Klee, *Das Frühwerk*, a.a.O., S. 119 ff.; Jim Jordan, *Klee and Cubism*, Princeton 1984, S. 116 ff.

15 TB 926 o; siehe dazu Wolfgang Kersten, *Zerstörung der Konstruktion zuliebe?*, Marburg 1987, S. 117. Kersten leitet die poetische Verklärung dieser TB-Notiz aus der Auseinandersetzung mit Ostwalds Farbenlehre ab, gegen die Klee im Zusammenhang mit dem ›Werkbund‹ einen polemischen Aufsatz schrieb.

16 vgl. z.B. folgende Bemerkung: »Ich spielte mit den Farben, so wie man sich in der Musik durch die Fuge ausdrücken könnte, farbige, fugierte Sätze.«, zit. nach: Robert Delaunay. *Zur Malerei der reinen Farbe*, a.a.O., S. 42.

17 TB 1081, S. 440/441; Delaunay versuchte, die zeitliche Bewegung des Ablesens der Farbbewegungen im Bild durch ein langes Querformat zu betonen, wie z.B. *Les fenêtres sur la ville* (1ère partie, 1ères contrastes simultanés) 1912/13, Museum Folkwang, Essen.

18 vgl. auch Will Grohmann, *Paul Klee*, München 1954/1965, S. 215: »Die *Fuge in Rot* ist schon durch den Titel auf das »spekulative Phänomen« der Musik bezogen. In den vier Hauptformen (Krug, Niere, Kreis und Rechteck) könnte man Thema, Antwort, Thema in der dritten und Antwort in der vierten Stimme sehen. Die wechselnde Tonart läge in dem wechselnden Formcharakter, das Fortschreiten des Themas in der Entwicklung der Farbe (Gelbrosa-Rosa-Violett). Eine gesetzmäßige Farbenabstufung lebt sich in gesetzmäßig aufeinander bezogenen Formen aus, und das Blatt müßte dem Musiker wie dem Augenmenschen lebendig sein, sofern beide aus der sinnvollen Ordnung das Echo einer universelleren Ordnung herausfühlten.«

19 vgl. Friedrich Teja Bach, ›Johann Sebastian Bach in der klassischen Moderne‹, in: *Vom Klang der Bilder*, a.a.O., S. 328 ff. Bach behauptet, in diesem Aquarell »die mikroskopische Darstellung des Bachschen Stils in fünf Sechzehnteln« zu sehen und versucht dies durch Beispiele aus Klees Unterrichtsdiagrammen zu belegen, die allerdings später zu datieren sind als das Aquarell.

1 Nur die Weimarer Bauhaus-Lehre ist bisher erforscht worden und in einem Faksimile mit Transskribierung herausgegeben worden, vgl. *Paul Klee. Beiträge zur bildnerischen Formlehre,* hrsg. von Jürgen Glaesemer, Paul Klee-Stiftung, Kunstmuseum Bern, Basel/Stuttgart. 1979 (im folg. zit. als BF.). Das Faksimile wurde in verkleinerter Form wiederabgedruckt, in: *Paul Klee. Kunst-Lehre. Aufsätze, Vorträge, Rezensionen und Beiträge zur bildnerischen Formlehre,* hrsg. von Günther Regel, Leipzig 1991. Als Band 2 der von Gropius herausgegebenen Bauhausbücher erschien 1924 Klees *Pädagogisches Skizzenbuch* (Neuauflage Mainz 1965). Von Jürg Spiller ist eine willkürlich zusammengesetzte Kompilation aus Klees Aufzeichnungen in 2 Bänden herausgegeben worden: *Paul Klee, Das bildnerische Denken* (Form- und Gestaltungslehre Band 1) und *Unendliche Naturgeschichte,* beide Basel/Stuttgart. 1964. Vgl. auch Christian Geelhaar, *Paul Klee und das Bauhaus,* Köln 1972.

2 zit. in: *Vom Klang der Bilder,* a.a.O., S. 36.

3 vgl. Brief an Lily Klee, Bern, 25. Juni 1919: »Ein Herr Eggeling aus Schweden kam noch hinzu (in Jancos Atelier) mit einem graphischen Kind.« Briefe, Bd. 2, S. 956.

4 Paul Klee, ›Über die moderne Kunst‹ (Vortrag im Jenaer Kunstverein vom 26.1.1924; zit. nach Paul Klee, *Kunst-Lehre,* a.a.O., S. 85.

5 Im 19. Jahrhundert galt die Formel ›Architektur = gefrorene Musik‹, die Klee sicher geläufig war und die in der Synthese von rhythmischen und formalen Elementen in seinen Bildern verkörpert erscheint. Zum Topos des ›Kristallinen‹ bei Klee vgl. Regina Prange, *Das Kristalline als Kunstsymbol. Bruno Taut und Paul Klee,* Hildesheim/Zürich/New York 1991, S. 257 ff.

6 vgl. Christian Geelhaar, ›Moderne Malerei und Musik der Klassik – eine Parallele‹, in: *Paul Klee. Das Werk der Jahre 1919 bis 1933,* a.a.O., S. 31 ff.; ders., *Progressionen. Zeichnungen zum Bauhaus-Unterricht,* Kunstmuseum Bern 1975.

7 vgl. Petra Petitpierre, *Aus der Malklasse von Paul Klee,* Bern 1957, S. 19.

8 siehe dazu Hajo Düchting, *Farbe am Bauhaus. Synthese und Synästhesie,* Berlin 1996, S. 65 ff.: ›Paul Klee – Farbenlehre und Malpraxis.‹

9 Jenaer Vortrag 1924, zit. nach Paul Klee, *Kunst-Lehre,* a.a.O., S. 80.

10 TB 871 (Anfang 1910).

11 siehe dazu Wolfgang Kersten/Osamu Okuda, *Paul Klee. Im Zeichen der Teilung. Die Geschichte zerschnittener Kunst Paul Klees 1883–1940,* Kunstsammlung Nordrhein-Westfalen, Düsseldorf/Staatsgalerie Stuttgart, Stuttgart 1995.

12 TB 1079, S. 380, (Brief an Lily vom 10.7.1917).

13 vgl. Christian Geelhaar, *Paul Klee und das Bauhaus,* a.a.O., S. 81 ff.

14 vgl. dazu die ausführliche Analyse (und Synthese) in: Christiane Dessauer-Reiners, *Das Rhythmische bei Paul Klee,* a.a.O., S. 144 ff.

15 vgl. dazu Hajo Düchting, *Farbe am Bauhaus,* a.a.O., S. 145 ff. und Dirk Scheper, *Oskar Schlemmer. Das triadische Ballett und die Bauhaus-Bühne,* Berlin 1988.

16 Georg Muche, *Blickpunkt. Sturm, Dada, Bauhaus, Gegenwart,* Tübingen 1965, S. 139.

17 vgl. dazu Eva-Maria Triska, ›Die Quadratbilder Paul Klees – ein Beispiel für das Verhältnis seiner Theorie zu seinem Werk‹, in: Kat. Ausst. *Paul Klee. Das Werk der Jahre 1919–1933,* Kunsthalle Köln 1979, S. 45 ff.

18 ›Über die moderne Kunst‹, nach Klee, *Kunst-Lehre,* a.a.O., S. 81.

19 ›Paul Klee, Pädagogischer Nachlaß im Kunstmuseum Bern‹; PN 10 Manuskript 9, S. 37/38; zit. nach Jürgen Glaesemer, *Paul Klee. Die farbigen Werke im Kunstmuseum Bern,* Bern 1976, S. 182.

Polyphone Malerei

1 TB 1081, S. 383.

2 zit. nach Christian Geelhaar, ›Moderne Malerei und Musik der Klassik – eine Parallele‹, a.a.O., S. 43, Anm. 56; Teil eines undatierten Textes, der zwischen 1919 und 1921 niedergeschreiben wurde.

3 Petra Petitpierre, *Aus der Malklasse von Paul Klee,* a.a.O., S. 59.

4 *Paul Klee. Kunst-Lehre,* a.a.O., S. 63.

5 »Meine Arbeit betrifft zur Zeit wenig abzuschließende Bilder, als Versuche mit verschiedenen neuen Grundierungen. Dadurch komme ich wieder auf Lasuren, wahrscheinlich verbinde ich dann damit das sogenannte Pointillieren.« Brief an Lily Klee aus Düsseldorf vom 11. März 1932; zit. nach Paul Klee, *Briefe an die Familie,* Bd. 2 1907–1940, hrsg. von Felix Klee, Köln 1979, S. 1180. Davon zu unterscheiden ist natürlich die neo-impressionistische Maltechnik der ›pointillage‹, bei der sorgfältig gemischte Farbtöne in kleinen Strichen (weniger Punkte) auf die weiß grundierte Leinwand gesetzt werden, um sich im Auge des Betrachters zu einer optischen Mischung zu verbinden.

6 BF 60/61.

7 vgl. dazu auch Jürgen Glaesemer, *Paul Klee. Die farbigen Werke im Kunstmuseum Bern,* a.a.O., S. 183 ff.

8 BF 58 (Paul Klee, *Kunst-Lehre,* a.a.O., S. 155/156).

9 siehe hierzu die Deutungen von A. Kagan, *Paul Klee. Art and Music,* a.a.O., S. 40 ff.; Christian Geelhaar, *Klassische Musik und Moderne Malerei – eine Parallele,* a.a.O., S. 40–41; Jürgen Glaesemer, *Paul Klee. Die farbigen Werke im Kunstmuseum Bern,* a.a.O., S. 186–187 und zuletzt die eindringliche Studie von Richard Hoppe-Sailer, *Paul Klee. Ad Parnassum,* Frankfurt a.M. 1993.

Die Rolle der Musik im Spätwerk

1 vgl. dazu Kat. Ausst. *Paul Klee. Das Schaffen im Todesjahr,* Kunstmuseum Bern, Stuttgart 1990; Kat. Ausst. *Paul Klee – Das Spätwerk,* Württembergischer Kunstverein, Stuttgart 1990; Kat. Ausst. *Paul Klee – Die Zeit der Reife,* Städt. Kunsthalle Mannheim, München 1996; vgl. auch Jürgen Glaesemer, *Paul Klee. Die farbigen Werke im Kunstmuseum Bern,* a.a.O., S. 318 ff.

2 vgl. dazu die vielen Kompositionen mit Kreisformen aus der Bauhaus-Zeit, wie z.B. *Komposition VIII* von 1923 (Solomon R. Guggenheim Museum, New York), die den Effekt der farbigen Irradiation als Aureole zeigen; vgl. dazu auch Clark V. Poling, *Kandinsky-Unterricht am Bauhaus,* Weingarten 1982 und Hajo Düchting, *Farbe am Bauhaus,* a.a.O., S. 85 ff.

3 ›Schöpferische Konfession‹, in: Paul Klee, *Kunst-Lehre,* a.a.O., S. 64; BF S. 139 f.; Christiane Dessauer-Reiners, *Das Rhythmische bei Paul Klee,* S. 87.

4 Will Grohmann, *Paul Klee,* S. 65; vgl. auch die Deutung von Christian Geelhaar, *Et in Arcadia Ego – zu Paul Klees ›Insula dulcamara‹,* in: Berner Kunstmitteilungen, Bern Nr. 118, Mai/Juni 1970.

5 ›Schöpferische Konfession‹, in: *Paul Klee. Kunst-Lehre,* a.a.O., S. 65.

Literatur

Ausgewählte Schriften Paul Klees

Pädagogisches Skizzenbuch (München 1924), Mainz 1965

Tagebücher 1898–1918, hrsg. von Felix Klee, Köln 1957

Schriften. Rezensionen und Aufsätze, hrsg. von Christian Geelhaar, Köln 1976

Briefe an die Familie, hrsg. von Felix Klee, Köln 1979

Beiträge zur Bildnerischen Formlehre, hrsg. von Jürgen Glaesemer, Basel/Stuttgart 1979

Paul Klee. Kunst-Lehre. *Aufsätze, Vorträge, Rezensionen zur bildnerischen Formlehre,* hrsg. von Günther Regel, Leipzig 1991

Ausgewählte Literatur

Will Grohmann, *Paul Klee,* Stuttgart 1954

Christian Geelhaar, *Paul Klee und das Bauhaus,* Köln 1972

ders. *Paul Klee. Leben und Werk,* Köln 1974

Jürgen Glaesemer, *Paul Klee. Die farbigen Werke im Kunstmuseum Bern,* Bern 1976

Andeheinz Mösser, *Das Problem der Bewegung bei Paul Klee,* Heidelberg 1976

Kat. Ausst. *Paul Klee. Das Werk der Jahre 1919–1933.* Gemälde, Handzeichnungen, Druckgraphik, hrsg. von Siegfried Gohr, Kunsthalle Köln, Köln 1979

Kat. Ausst. *Paul Klee – Das Frühwerk 1883–1922,* hrsg. von Armin Zweite, Städt. Galerie im Lenbachhaus München, München 1979

O. K. Werkmeister, *Versuche über Paul Klee,* Frankfurt a.M. 1981

Kat. Ausst. *Die Tunisreise, Macke-Klee-Moillet,* hrsg. von Ernst-Gerhard Güse, Westfälisches Landesmuseum Münster, München 1982

Gudula Overmeyer, *Studien zur Zeitgestalt in der Malerei des 20. Jahrhunderts. Robert Delaunay–Paul Klee,* Hildesheim/Zürich/New York 1982

Andrew Kagan, *Paul Klee: Art and Music,* London 1983

Jim M. Jordan, *Paul Klee and Cubism* 1912–1926, Princeton 1984

Richard Verdi, *Paul Klee and nature,* London 1984

Kat. Ausst. *Paul Klee und die Musik,* hrsg. von Ole Henrik Moe, Schirn Kunsthalle Frankfurt a.M., Frankfurt a.M. 1986

Wolfgang Kersten, *›Zerstörung der Konstruktion zuliebe?‹,* Marburg 1987

Kat. Ausst. *Paul Klee,* hrsg. von Carolyn Lanchner u.a., Museum of Modern Art New York/Kunstmuseum Bern, Stuttgart 1987

Kat. Ausst. *Paul Klee – Das Spätwerk,* hrsg. von Tilman Osterwold, Württembergischer Kunstverein, Stuttgart 1990

Richard Hoppe-Sailer, *Paul Klee. Ad Parnassum,* Frankfurt a.M / Leipzig 1993

Kat. Ausst. Paul Klee. *Im Zeichen der Teilung.* Die Geschichte zerschnittener Kunst Paul Klees 1883–1940, hrsg. von Wolfgang Kersten und Osamu Okuda, Kunstsammlung Nordrhein-Westfalen Düsseldorf/Staatsgalerie Stuttgart, Stuttart, 1995

Kat. Ausst. *Paul Klee – Die Zeit der Reife,* hrsg. von Manfred Fath, Städt. Kunsthalle Mannheim, München 1996

Christiane Dessauer-Reiners, *Das Rhythmische bei Paul Klee.* Eine Studie zum genetischen Bildverfahren, Worms 1996

Hajo Düchting, *Farbe am Bauhaus – Synthese und Synästhesie,* Berlin 1996

ABBILDUNGSNACHWEIS

Der Verlag dankt der Paul-Klee-Stiftung in Bern für die Überlassung der Abbildungsvorlagen auf den folgenden Seiten: 8, 11, 24, 28, 30, 31, 41 rechts, 42 unten, 43, 46, 49, 53, 57, 59 unten, 60 oben, 64, 66, 68, 70, 73, 75, 76/77, 80, 81, 82, 83, 85, 86/87, 89, 90
Alle übrigen Abbildungen stammen aus dem Archiv des Verlages.